有声有色

急救书

马桂林 ◎ 编著

丛书主编◎ 孙宏涛

一

大家医联
有声有色系列

全国百佳图书出版单位

化学工业出版社

·北京·

本书由知名应急救护培训专家马桂林编写，以精练的语言，配以大量图片，向读者讲述急救相关知识与技能。本书内容包括急救基础知识、常见疾病的家庭急救、常见外伤急救、家庭意外急救、特殊意外急救、灾难避险六大板块。同时本书配有马桂林老师讲解视频41个，读者可通过扫描二维码进行观看。

本书可供普通百姓学习急救知识与技能。

图书在版编目（CIP）数据

有声有色急救书/马桂林编著. —北京：化学工业
出版社，2018.8（2020.10重印）
（大家医联有声有色系列/孙宏涛主编）
ISBN 978-7-122-32230-2

Ⅰ.①有… Ⅱ.①马… Ⅲ.①急救-基本知识
Ⅳ.①R459.7

中国版本图书馆CIP数据核字（2018）第112874号

责任编辑：杨燕玲　王金生　　　　　　装帧设计：刘丽华
责任校对：王　静

出版发行：化学工业出版社（北京市东城区青年湖南街13号　邮政编码100011）
印　　装：中煤（北京）印务有限公司
710mm×1000mm　1/16　印张14　字数193千字
2020年10月北京第1版第3次印刷

购书咨询：010-64518888　　售后服务：010-64518899
网　　址：http://www.cip.com.cn
凡购买本书，如有缺损质量问题，本社销售中心负责调换。

定　　价：49.80元　　　　　　　　　　　　版权所有　违者必究

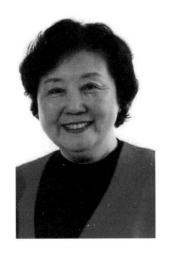

马桂林 1975年毕业于第四军医大学（现中国人民解放军空军军医大学）军医系，副主任医师。1976—1983年，每年在部队对新兵进行战地救护培训，1987年开始与北京市红十字会及中国红十字会合作，对民众进行现场急救培训，至今培训约4000场。

曾任首届北京医学会灾难医学分会委员；首届中国研究型医院学会心肺复苏专业委员会委员；首届北京市红十字会应急救护培训工作指导委员及专家委员。现任中国老年保健协会第一目击者现场救护专业委员会常务委员；中国医学救援协会科普分会理事；中国红十字会总会训练中心讲师；大家医联讲师团讲师；北京奥运会、残奥会志愿者通用培训精品课程专家，医疗急救DVD主讲。

百余次参与各电视台现场急救类节目录制，主编、参编多部著作与教材，参与光盘录制。

获得"北京奥运培训工作先进个人"，奥运优秀志愿者银牌等荣誉。

序

历时一年余，《大家医联有声有色系列》丛书的第二本书《有声有色急救书》终于要出版了！

2017年春天，丛书的第一本书《有声有色心脏书》面市，取得较大的社会反响，受到了普通患者和基层医生的欢迎，市场销量也不错，反映出人民群众对医学科普的刚需。

个人一直认为，向公众传播正确的健康知识是医生应当承担的重要社会责任之一。大家医联医生集团作为中国第一个体制内医生集团，签约了1200多名三甲医院副教授以上的专家，有义务也有责任站出来，发出自己的声音。

众所周知，当下众多媒体上的"健康养生"知识鱼龙混杂，甚至有一些耸人听闻的观点。

引导公众去伪存真，是我们出版本套系列丛书努力的方向。

这次，由大家医联讲师团专家马桂林老师编著的《有声有色急救书》就是这样一本好书，它立体生动地告诉读者们在危险来临时，如何做，如何救，如何自救，如何救人。

在这里，和大家分享一个真实的故事。2010年，我在德国心脏中心工作时，一天凌晨3点，接诊了一位40岁的女性患者。这位患者在心脏瓣膜病的基础上，突发心搏骤停，经救护车紧急由外院转来。

这位患者从心搏骤停到抵达德国心脏中心已经过去了4个多小时，远远超过了我们普遍认可并可以接受的临床抢救时间。要知道，对猝死的患者来说，时间就是生命。一般而言，如果心搏骤停者能在4分钟内接受正确的心肺复苏，其生存的可能性将大大提高；若4～6分钟内施救，则仅部分患者能够存活；而若超过10分钟后再进行抢救，则患者存活的可能性微乎其微。令人感慨的是：当这位患者在出租车上出现心搏骤停的时候，她的丈夫第一时间给她进行了不间断的心肺复苏！

最终，这位患者经积极抢救，体内环境逐渐改善，复苏成功，创造了生命的奇迹！正是这位患者的丈夫掌握了心肺复苏的技能，并首先进行了不间断地施救，才使后续的成功抢救成为可能。

故事讲完了，让我们回到现实。

当您的亲人突发心搏骤停，倒在您面前，您是否除了流泪之外只能无助地等待，您是否只能束手无策、眼巴巴地盼着医护人员的到来？也许，就在这短暂而又漫长的等待中，您挚亲的生命正在一点点流逝……

法国2009年的一项数据显示，在法国的城市，从接到急救求助电话到医护人员到达急救现场，一般需要13分51秒的时间（90%病例）。13分钟，在我看来，已经是相当惊人的速度了，这是多年完备的急救体系建设的结果。但坦率地讲，对一位心搏骤停的患者来说，13分钟却又太长……

在欧洲很多国家，包括心肺复苏在内的现场急救技能在国民中相当普及。在挪威，有95%的国民接受过相关培训；在德国、奥地利，有80%的国民拥有急救证书；即使在冰岛这样的小国家，其国民的心肺复苏技能普及率也高达75%。现场的第一时间救助，争分夺秒地进行院前急救，可大大提高心搏骤停患者的抢救成功率。在欧洲一些国家，掌握现场急救技能是求学、求职、领取驾照的必备条件，有超过一半的欧洲国家要求其国民申请驾照时必须接受强制性的现场急救培训。

在我国，心肺复苏知识的普及还远远不够，别说普通老百姓，就算是在机场、火车站、汽车站、旅游景区这样的人流密集区域，其工作人员接受急救培训的比例也并不高。

所以马老师的这本急救书就特别有意义！

学习掌握各种急救知识，尤其是心肺复苏技能，把生命掌握在你我手中，"救人一命，胜造七级浮屠"，这些技能将让您身边的亲人、朋友，甚至陌生人受益。

普通人的点滴努力，使事情的结局大大不同。

平凡人，非凡事！

利国，利民！

好书！

阜外医院心脏外科副教授　大家医联创始人

2018年8月

献给亲爱的读者

非常感谢您能打开并且读完这本书，希望您能从中获得一些急救知识。

我相信，当您选择读这本书的时候，已经做好了这样的准备，那就是随时随地准备着，在一位相识或者不相识的人突然倒地，呐喊无声、求救无援的一刻，您会向他/她伸出救援之手，给他/她一个复生的机会。

这样一个简单的动机，代表了人类最美好的行为——互助关爱。虽然在抢救的过程中，可能会有成功也会有失败，但只要在那一刻伸出了双手，您就是伟大的！所以，我要代表那些将被您救助的伤患者，向您说一声"谢谢"并致以崇高的敬意！

如果每个人在他人的危急时刻都有能力伸出救援之手，那我们的世界将变得多么的美好！

古人云，天有不测风云，人有旦夕祸福。虽然，每天我们都憧憬着美好的未来，但明天迎接我们的可能是鲜花、阳光，也可能是灾难、急症。因此，在危急发生前，做好准备是我们更好的选择。

现场应急救护对于保证急救时效性与挽救生命来说，是非常重要的。在社会救援力量尚不充裕的情况下，伤病员发生急症、严重损伤或者事发地点远离医院时，急救时效性就难以保证。对于伤病员来说，时间就是生命。如果身处现场的人员掌握了应急救护的知识与技能，及时出手相助，用科学的手段及时、有效地进行抢救，将为伤病员的生还提供更大的可能性。而这，就是现场应急救护的作用。但若想最大限度地挽救生命，避免二次伤害，首要的就是正确地判断伤病情和精准地进行现场救助操作。

本书以2015年美国心脏协会（AHA）《心肺复苏及心血管急救指南》和2016年《国际急救与复苏指南》作为理论依据，向您介绍当有人倒下去或受伤时，在没有急救医师的时候，您该如何帮助他人。相信您能从中收获良多。

本书出版过程中，得到了大家医联医生集团的大力支持，感谢大家医联创始人孙宏涛博士；感谢邱爽女士对书稿的编辑整理；感谢北京德美瑞医疗设备有限公司董事长李静博士对图片拍摄工作的支持；感谢北京德美瑞医疗设备有限公司培训部杨飞、品牌部曹超，化学工业出版社张赛担任示范模特；还要感谢我亲爱的老伴儿，辛苦了！

马桂林

2018年4月于北京

目 录

常见外伤的急救方法 63

常见家庭意外的急救 　　　　　　131

特殊意外的急救方法

灾害避险逃生 177

后记

马老师急救小歌诀

目 录

▼

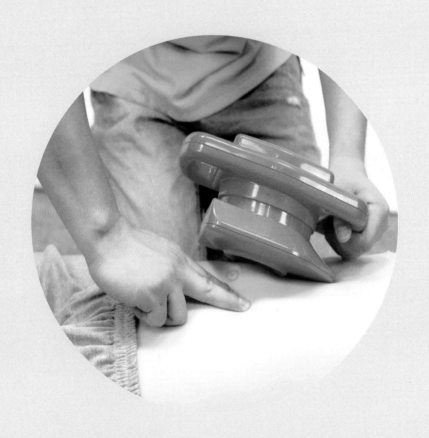

1 急救基础知识

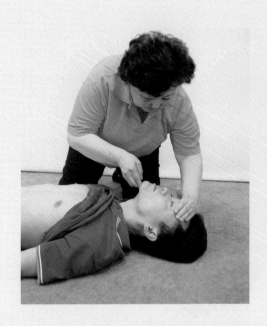

01 为什么您要学急救知识?

学习急救当务
之急

我相信,每个人生下来之后,都会有很多愿望。总结一下,不过就是希望有一个好家庭、好心情、好身体、好钱包、好名声等。我们要这么多的"好"干什么?当然是追求高的生活品质。可是,要想达到这个目的,有一件事就必须保证。那就是得活着!所以老百姓说:"不怕挣得少,就怕走得早。"

可惜,人类的生命常常会受到威胁。我们知道,以心脑血管疾病为代表的慢性病,当它突然发作的时候,大概会在5 ~ 10分钟内结束人的生命,那么如果突发灾难呢?

当那种惊心动魄突然降临到我们身上时,生命会变得非常脆弱。一般来说,生与死就在10 ~ 15分钟。因为心脏停搏10分钟之后,人就进入到生物学死亡阶段,生还无望。此时此刻,生存的意识、生命的本能要求我们必须自救互救。那怎么救呢?这就是我要给大家介绍的内容。

可能有些人会说,救人是医生的事呀。当意外发生了,我们在现场的人只要给急救中心打一个电话,急救车会很快赶到现场的。这不是很方便吗?为什么还要学习自救互救的知识呢?

是呀,医生来了,伤患者就有机会得救了。但意外和伤害却随时随地都可能发生,如急、危、重症疾病,车祸,火灾,地震,水灾等,都严重地威胁着人们的生命。遗憾的是,意外伤害发生时,不见得都有医务人员在现场。往往第一个发现伤患者的是其身边的亲友、同事、同学或现场的群众。如在意外和伤害现场的人不了解急救的知识和技能。而急救车又无法保证每次都能及时赶到现场,就更难以保证伤患者的及时救治了。可是,对于需要急救的人来说,时间就是生命!

生命对每个人来说都是唯一的,为了保护生命,除了政府要针对主要危险和连带因素的预防措施外，改善应急响应和院前急救系统至关重要。而"人人学急救、急救为人人"更加重要。

几年前，有一位女士在镇上被大货车撞了，好心人2分钟之内就拨打了急救电话，交警在5分钟之内就赶到了现场。可是看到她全身是伤、七窍流血，谁也不敢动。那就等急救车吧，急救车翻山越岭40分钟赶到现场，检查之后宣布死亡。人们眼看着她从生到死，却束手无策。

每次我给人们讲这个案例，总会有人说，"我有车，立即送到医院去"。我说，不可以！因为车祸是多发伤，也就是一个原因导致的身体两个以上的组织器官受到损伤，其中一个一定是致命伤。如果你对伤情分辨不清，怎么敢随便搬动，盲目送往医院？万一伤者颈椎骨折，随意搬动的话，轻则终身瘫痪，重则当场死亡！所以，自己送也不妥。那有没有第三种选择呢？只要您学会了急救技能，采取合适的办法急救伤者，等急救车来再由医生进行专业的抢救，就可以最大限度地挽救伤者的生命。

有一位44岁的男士，正在开车，突然感到心前区压榨性的疼痛，呼吸困难。他意识到这是冠心病突发的表现。于是他立即将车开到最近医院的急诊科门口，一手拿着车钥匙，一手捂着胸，掀开门面帘子，跟护士说："我不行了，那是我的车，这是车钥匙，您把它挪开吧。"护士一看，赶紧拿把椅子准备让他坐下，还没坐下，这位男士立即倒在地上，心脏停搏了。这时，急诊科的医生、护士都来了，立即开展心肺复苏和电除颤。经过3小时的抢救，这位男士得救了。

护士长问："您怎么知道不舒服了尽快来医院？"

男士说："我学过急救，觉得是冠心病发作了，分分钟要死，我就来了。"

护士长："真机灵！当你掀开门帘子走进急诊科的时候，我们全科的人都要为你的生命负责。你知道你争取了多少时间吗？就是20秒！"

所以说，学习急救不仅可以救别人，同样可以救自己。

另外一位42岁的男士就没有那么幸运。这位男士陪完客户后，凌晨3点钟开车回家。同样也是感到心前区压榨性的疼痛，呼吸困难。他心想这里离要去的大医院只有20千米了，加大油门开向医院，到了急诊科，他留下了一句话说："太难受了。"从此就再也没有醒来。

如果第二位男士学习过急救知识，心脏不舒服的时候，不要动，立即拨打急救电话，让医生到身边救他，也许能活下来。

所以，我们可以不再单纯地等候急救专业人员赶来，而是让更多的人学会自救互救的知识和技能，第一时间发挥作用，让每个人成为第一反应人。

让急救成为我们的第二本能。

马老师急救小歌诀——学习急救很必要

人生没有彩排，失去不可重来。
善待自己生命，安全确保未来。

02 什么是现场急救？

什么是现场急救？

现场急救就是在医生到来之前，非医疗专业人员在事发现场，对伤病情的一种评估和干预措施，救助者或伤病员自己用最少或不用医疗器械实施所采取的应急救护手段。简言之，是意外发生的时候，现场不具备完善、系统的医疗条件的情况下所采取的院前紧急措施。这些措施，能在医生到达现场之前为维持伤病者的生命、防止进一步损伤的发生，争取宝贵的时间。后续的抢救与治疗，则由医生来做。

正如世界急救日发起人、红十字国际委员会急救项目负责人埃里克·贝尔内斯医生说的那样：在突发事件发生之前、期间和之后，急救者在现场的工作不仅仅是处理伤口，更重要的是要照顾伤者。

急救可以是一个简单的行动。例如，在事故或突发事件现场的人可以拨打急救电话，帮助提高救援行动的效率，从而挽救生命。

现场急救的目的是什么？ 03

现场急救的目的是，缓解痛苦，预防进一步的病症和损伤，并促进伤者恢复，减少发病和死亡。

现场急救中应该注意什么？ 04

（1）重视伦理问题　每个人都有决定自己生与死的权利。当救助者看到清醒的伤病员时，救助前一定要征求伤病员的同意，"我是急救员，可以救你吗？"如果对方坚决拒绝救助，应尊重伤员的意愿。2017年10月1日实施的《中华人民共和国民法总则》第184条规定："因自愿实施紧急救助行为造成受助人损害的，救助人不承担民事责任。"但如果遇到的是失去意识的人，建议救助前征求围观群众的意见，并请大家为你作证。

（2）注意现场潜在的危险　急救现场很可能会有许多潜在的危险。如自然灾害、火灾余火、受损汽车、带电电线、有害物质、伤员血液及分泌物、残余弹药，以及其他难以确定的因素。这些危险因素有可能威胁到救助者的生命。特别是带电的电线！曾经有救助者进入水中去救触电者，结果不仅没有救回触电者，反而自己因为触电身亡。非常遗憾！

（3）注意安全，量力而行　救助者要在确保自身安全的情况下，科学救助他人。其原则是立即判断、解除致伤因素，同时，要量力而行。如果一个人被压在石头下面，大喊救命。此时来了一个热心人，好不容易才搬动石头，但因救助者体力不支，一松手，反而把伤员砸死。所以，量力而行是非常重要的。此时最好呼救，请大家来帮忙。

对待急危重症，时间就是生命！我们一定要把握急救的时效性，争分夺秒地出手相救。挽救一个生命，你就是挽救了他的一生，和他身边所有人的生活。

可不要小看了自己，当你掌握了一定的自救互救知识和技能以后，很可能为拯救一个人的生命争取宝贵的生还时间而做出很大的贡献！而且，当自己受到损伤时，也知道什么是应该做的，什么是不能做的。还可以避免周围好心人手忙脚乱，用错误的方法救助而导致二次伤害。

如果您的能力有限，一个人无法应对一起意外伤害，请立即呼叫他人帮助救助。指导大家，怎样做是有害的、怎样做是可行的。那我们现场急救的目的就达到了。

> **马老师急救小歌诀——现场急救要注意**
>
> 突发意外太危急，路遇相救别迟疑，
> 把握急救时效性，安全施救是第一。

05

学会拨打急救电话

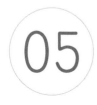

如何正确拨打急救电话？

每个城市都成立了紧急医疗救援服务系统（Emergency Medical Services System，EMSS）。这个系统的社会职责是，为战时和重大自然灾害、生物灾害、意外事故等造成的伤病员提供院前急救，参与110社会服务联动的各种紧急医疗救治服务。

它们是城市安全系统，具体见表1。

表1

120，999	医疗救援报警台
119	火警报警台
110	匪警报警台
122	交通事故报警台

在手机话费零余额的情况下，照样可以拨打这些电话求救。

但是，如何正确拨打急救电话？不少人说，打电话谁不会啊！还真不一定！有的人打急救电话时慌慌张张地说："出事了！你们快来吧！"就把电话给挂断了，可这就会让救援者一脸茫然，上哪儿找您去呢？

其实，打急救电话和写作文一样，要具备三个必备的条件，那就是时间、地点、人物。要把这些信息清楚告知救援人员。

- 时间：就是事发的时间。
- 地点：什么街道？指明标志性建筑物，指明在何处接车。接车人的衣着或者手拿什么标志性的物品，必须保证手机通畅。
- 人物：伤病员是男的女的老人，儿童？如果是亲属最好要介绍以往的相关疾病史和用药史。

为了节省时间和简明扼要说明问题，请在打电话之前，默诵一下要说的内容，冷静地回答急救中心接线员的问题。对方让你挂断电话，你再挂断，这样可以确保急救中心能准确及时找到伤病员。

请记住两个"F"，即First和Fast。First即首先的意思，Fast就是快！

- First（首先）：成人多因冠心病引起，需要医生尽快介入，应毫不犹豫首选呼叫急救中心，请求专业人士的救助。
- Fast（快）：因创伤、溺水、气道阻塞所致的心搏骤停，如现场仅有救助者自己的情况下，应先行心肺复苏（CPR）2分钟，即胸外心脏按压30次，吹两口气，5个循环后，再呼叫急救中心，或者救助者在做心肺复苏的同时，请别人拨打急救电话。

马老师急救小歌诀——拨打急救电话

人人手中有电话，正确报警会拨打。

时间地点和人物，说清才可放电话。

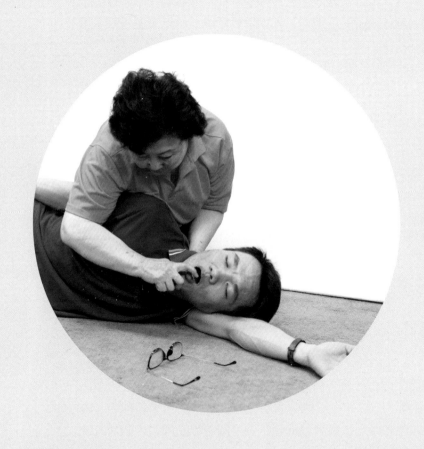

2 常见疾病的
   家庭急救

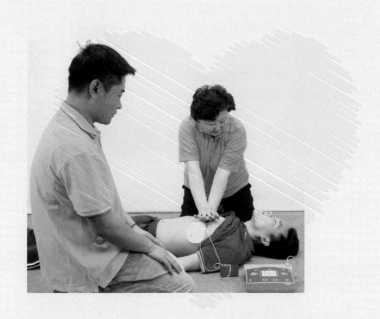

猝死

01 如何及时识别导致猝死的心脏疾病的表现？

什么是猝死？

猝死是指平时身体健康或自己觉得很健康的人在出乎意料的短时间内，因自然疾病（并非意外）而突然死亡。因为87.7%的猝死是发生在医院之外，无论患者本人还是其家人都始料不及，这就是该病的可怕之处。

对于"猝死"，世界卫生组织（WHO）的定义是"发病后6小时内突然死亡"。

在所有疾病中，就其突发性、紧急性、严重性、恶性程度和后果而言，无论过去、现在还是将来，世界上没有任何一种疾病能够与猝死相比，因为猝死无法挽救。引起猝死的原因很多，可由非心脏疾病和心脏疾病引起。非心脏疾病包括呼吸系统疾病、哮喘持续状态、神经系统疾病、脑血管意外、肺动脉栓塞和其他疾病，如急性坏死性胰腺炎、中毒性休克、过敏、毒品过量等。这些仅占到猝死的25%。而由心脏疾病造成的猝死却占猝死的75%。

发病后1小时内死亡者多为心源性猝死。《日本临床》2005年第63卷第7期"突然死"专辑中指出：冠心病引起的猝死占心源性猝死的70%~90%。

请看图1这个人，他给大家传递的信息是什么？用9个字来描述，就是"皱着眉、咬着牙、捂着胸"。

此时，你如果问他："你怎么了？"他会告诉你："我胸疼。"接下来再问："哪个地方疼？"他如果用手指指着一个具体的地方，那他就没什么大事了。如果他说整个胸部疼，具体说不清什么地方，那么就要担心是否为冠心病发作。这时，千万不要惊慌失措，这样会吓到对方。不仅救不了他，还可能加重病情甚至引发死亡。

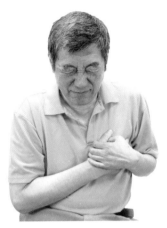

图1　冠心病发作表现

马老师急救小歌诀——识别猝死

猝死随时可发生，一旦出现性命终。

学会施救和沟通，莫因惊慌加病情。

什么是冠心病？ 02

　　冠状动脉是给心脏输送血液和氧气的动脉。如将心脏视为头部，冠状动脉几乎环绕心脏一周，恰似一项王冠，而命名。

　　冠状动脉分为右冠状动脉和左冠状动脉。左冠状动脉又分成前降支和回旋支（图2）。它们的作用是保证心室、心

什么是
冠心病？

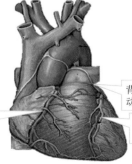

右冠状动脉

背面有左冠状
动脉回旋支

左冠状动脉
前降支

图2　冠状动脉示意

房和心耳的血液循环和氧气供给。一旦失去了这个功能，心脏就因缺血、缺氧而无法跳动。因此，冠心病并不是心脏本身的疾病，而是冠状动脉引发的"心脏病"。

冠心病的全称是冠状动脉粥样硬化性心脏病，是因为冠状动脉发生严重粥样硬化或痉挛，导致冠状动脉管腔狭窄或者闭塞，最终导致心肌缺血、缺氧、大面积坏死，危及生命的疾病。

为什么叫冠状动脉粥样硬化性心脏病呢？这是因为人的脂肪是淡黄色的，由于脂质代谢不正常，血液中的脂类物质沉积在动脉内膜上，好像舀了勺小米粥扣在动脉壁上一样（图3），造成动脉腔狭窄，使血流受阻，导致心肌缺血，产生心绞痛，严重者导致心肌坏死，就是心肌梗死。

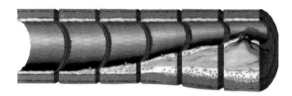

图3 冠状动脉粥样硬化示意

在体内，脂肪贴在动脉壁上，起初是小颗粒，逐渐变成一小条，最后发展成一包油。在这包油上面逐渐长出一个白色的帽子，叫纤维帽，把这些脂肪扣在里面。当纤维帽长的还不是很结实的时候，一旦遇到寒冷、劳累、激动，血管突然收缩，一下就把这个帽子挤破了。在血小板来堵住破损缺口的时候，就把白血栓变成了红血栓，又加重了堵塞的程度，当堵塞的血管不能供应心肌所需时，会导致心肌缺血坏死，引起心搏骤停。也就是说，冠状动脉内不稳定斑块发生了痉挛、破裂、出血和血栓形成，进而导致心肌梗死，甚至心脏性猝死。

在近些年的急性心肌梗死患者中，70%的患者年龄都在40多岁，其中95%的患者不知道自己有心脏病。在发现患者出现冠脉急症之后，要及时送到医院进行治疗。给患者静脉输液，给阿司匹林、硝酸甘油、尿激酶等药，任选一种，它们就像大力疏通机一样，把堵住血管的栓子一下子溶解带走。血管一通畅，人就得救了，这个方法就叫静脉溶栓。心肌梗死患者如果在家里能及时进行溶栓治疗，可以大大降低死亡率。但是，延迟1小时溶栓，1/5的患者就可能无法生还。

2016年9月27日世界心脏日，国家心血管病中心发布的数据显示，中国每年死于心血管疾病的人数为350万，平均每10秒就有1人死于心血管疾病。而在冠心病猝死的人群中，男性是女性的7倍。88%的患者在家中发生猝死。所以，对于危急重症患者，我们必须抓紧急救的时效性，争分夺秒地挽救患者的生命。

2010年，美国心脏协会（American Heart Association，AHA）发布的《心肺复苏及心血管急症救治指南》中指出，当出现心脏病的症状时应立即打急救电话，而不是自己驾车去医院。

> **马老师急救小歌诀——冠脉急症急救**
>
> 冠脉急症很凶险，生命终结真遗憾。
> 急救中心快求援，第一时间来溶栓。
> 挽留生命施手段，现场处理别慌乱。
> 至于现场怎么做，请您继续接着看。

突发心绞痛怎么办？ 03

典型的心绞痛发作表现是发作性胸前区压榨性疼痛，呼吸困难，持续时间1～5分钟，很少超过10～15分钟。

一旦发现以上症状，首先应当安慰患者不要紧张。接下来根据发病的地点，让患者保持半卧位状态。如在建筑物旁边，可直接让患者背靠墙壁坐下。如果患者在家里，将其摆放成30°角半卧位，即背后垫上被子，膝关节下垫上枕头。所谓30°角，并不是一个特别精确的数值，而是在患

突发心绞痛
怎么办？

者背后垫上被子，使其呼吸顺畅，膝关节下垫上枕头，防止下肢的血迅速回流心脏。另外，膝关节垫高后，臀部就是支点，患者不会向下滑，他会感到安稳，减少恐惧感，减少心脏的负荷。

在不断安慰患者的同时，我们还应当立即解开患者的衣领、领带、内衣、腰带和紧身裤，以利于松解心肺的压力。有条件的情况下还可让患者吸氧，速度约为每分钟3～5升，没有吸氧的条件下则应立即开窗，让患者呼吸新鲜的空气（图4）。

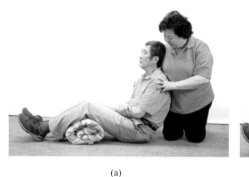
(a)

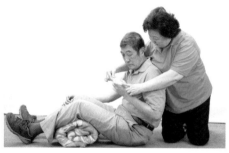
(b)

图4　突发心绞痛急救

接下来，立即拨打急救电话，并且帮助患者吃他自己随身携带的药物。按照患者体重计算，立即嚼碎160～325毫克阿司匹林片（肠溶阿司匹林或非肠溶阿司匹林均可）进行溶栓治疗。

如果患者有以下任何一种情况，都不可服用阿司匹林：对阿司匹林过敏（会诱发哮喘）；消化道溃疡、正在出血（包括女性的月经期）、控制不住的高血压；妊娠；血液病等。另外，对于判断不清或者患者不愿意服用的，不要勉强服用。嚼碎阿司匹林片不仅起到抗血小板凝聚、防止血栓进展等作用，也为进一步放置冠脉支架做好了准备。

在医生到达之前，最多舌下含1片硝酸甘油，如果出现眼前发黑、头晕时，禁止服用。如果救助者判断不清，请不要随意让患者含硝酸甘油片。服用硝酸甘油时的体位非常重要，请记住这样的口诀：坐下来含、躺下来含、千万不要站着含。这是因为硝酸甘油能使全身静脉扩张，静脉容量增加，站着服用时，受重力作用驱使，大量血液囤积于下肢，全身的血管同时张开，容易造成脑部血流不足而引发"体位性低血压"，出现头晕，甚至昏倒。平卧位含药虽不会发生体位性低血压，但因回心血量增加，加重心脏负荷。因此，最好是坐着或半卧位服药。

需要注意的是，硝酸甘油不要贴身保存。硝酸甘油需在20℃以下避光保存，而37℃的人体体温会加速有效成分挥发，因此，当含在舌下没有烧灼感就意味着硝酸甘油失效了。硝酸甘油能使脑压和眼压升高，所以青光眼、脑出血患者慎用。

硝酸甘油有效期一般为1年，如反复开盖取药，药物受温度、湿度和光线影响，其有效期一般只有3~6个月，所以最好每3~6个月更换一次。

那么，硝酸甘油是不是每个人都能吃呢？不是的。只要有下列情况就禁止服用了：①24小时内使用过磷酸二酯酶-5（PDE-5）抑制剂；②48小时内使用过他达拉非；③测定血压收缩压＜90毫米汞柱；④基础血压下降≥30毫米汞柱；⑤右心室梗塞患者。否则可因血压迅速下降导致严重休克甚至死亡。

对于心绞痛的救治，我们总结了10字诀：安静、半卧、服药、吸氧、呼救。

马老师急救小歌诀——心绞痛急救

心绞痛、莫慌张，帮助患者坐地上。
服药吸氧快求救，安慰始终不能忘。

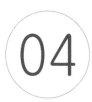

04 突发心肌梗死怎么办?

突发心肌梗死
怎么办?

心肌梗死的症状与心绞痛的表现一样,都有皱眉、咬牙、捂胸的表现,但是在患者含服了硝酸甘油、嚼碎了阿司匹林,15分钟之后症状仍然不能缓解,反而越来越重,且伴随有恶心、呕吐、大汗淋漓、面色苍白、四肢厥冷,血压有较大波动的情况下,应想到发生了心肌梗死。

现场处理原则:

取坐位,因患者呕吐不可能躺平。然后,宽衣解带,松解心肺压力,利于呼吸。当然要注意保暖。在患者清醒状态下时,安慰患者,以免因恐惧加重病情。立即拨打急救电话,随时准备心肺复苏。

一旦患者进入昏迷状态,立即取出口中遗留的呕吐物和活动性假牙,以免进入气道导致窒息,影响下一步的急救。但整体的假牙即按口腔形状做的整体假牙不要取出,因其不可能掉入气道,且取出之后没有整体假牙的支撑,一旦需要人工呼吸的时候,难以将气体吹入。

取出口腔内残留物和假牙的方法,将患者头部后仰(压额提颏法)使鼻孔朝天,即打开气道。然后用另一只手将口腔打开,看到残留物或活动性假牙时,请取出。

对心肌梗死患者进行急救时,应禁止:大呼小喊、手忙脚乱、随意搬动患者,以免引起意外。

马老师急救小歌诀——心肌梗死急救

心肌梗死来势凶,夺取生命分秒中。

识别呼救要并举,现场处理需冷静。

仰头举颏开气道,取出异物和假牙。

随意搬动太危险,大呼小喊病加重。

脑卒中

什么是脑卒中（中风）？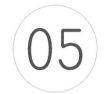

中风就是老百姓对脑血管意外的总称，医学专有名词为脑卒中。脑卒中分为脑出血和脑血栓、脑栓塞。通俗地说就是脑血管破裂和被堵住了。

脑出血多在白天发生。其特点是起病急。当一个人精神紧张后，突然感到头痛、头晕、呕吐、眼花发黑、失语、一侧口角下斜，不断流口水，一侧肢体麻木或者不能活动。此时，患者意识清楚或蒙眬，应想到是轻度的脑出血。高血压患者一旦出现嗜睡，就需要考虑是否发生了轻度脑出血，最好立即叫救护车，去医院诊治。

轻度脑出血如果可以早期发现，并能及时治疗，可以不留后遗症。重度脑出血发展较快。脑血管破裂后出血，可短时间内占据脑组织，导致颅内压增高，威胁人的生命。重度脑出血患者发病时会突然倒地，脸色紫红，大声打鼾，大小便失禁，很快进入昏迷状态。

脑血栓、脑栓塞的症状与脑出血相同，因血栓栓塞的位置不同，症状表现不一。临床症状因被堵血管大小而严重程度不一。但发病缓慢，死亡率低，大多会留下后遗症。

中风导致的后果非常严重，大大降低了患者的生活质量，还会给家庭和社会都带来精神上和经济的严重负担。所以早期发现、早期治疗就是阻断患者导致严重后果的关键。

脑血栓或脑梗死的现场急救原则是第一时间嚼服阿司匹林100毫克立即溶栓，可缓解病情，但是对于普通人来说，无法自行判断是脑出血还是脑血栓，而如果给脑出血的患者服用阿司匹林，则会加重脑出血的病情。因此，在情况不明的情况下不能随便用药，还是应等急救车到来，最好送往有卒中中心的医院进行救治。

如果无法用肉眼辨别患者是脑出血还是脑血栓、脑栓塞，可以参考时间，在上午8～9点或者下午3～4点发生以上症状，多为脑出血，个别的是脑血栓。凌晨1～4点血流缓慢、血压非常低，往往是脑血栓。但是早上4～5点是人在昏睡情况下走向觉醒的时候，此时血压会很快上升。在血压快速波动的时候，很容易出现脑出血。如果此时呕吐咖啡色物，则病情更加凶险。

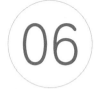

06 教您怎样1分钟识别中风？

当看到有人突然口眼歪斜，一侧肩膀向下耷拉，手无力张开，站立的人因腿无力支撑就会倒地，这就是中风的临床表现（图5）。

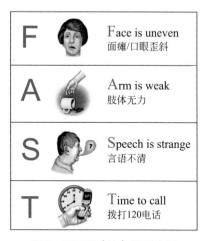

图5　FAST（快）识别中风
图片来自2010年AHA指南

我们可以用三个字，1分钟来识别患者是不是发生了脑卒中（图6）。

① 笑。让患者微笑，中风的患者微笑后会口眼歪斜。

② 抬。让患者抬起双臂，手心向上，双臂平肩于胸前。

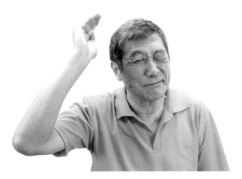

图6 脑卒中表现

只要有一侧上臂抬不起来或者无法维持在平胸的位置即为中风。另外可以让其躺平，抬高双腿，有一侧腿抬不起来或者不能维持在抬高的状况即为中风。

③ 说。让患者说1、2、3、4、5。他一定说不清楚。

上述任何一项异常，中风的可能性达70%以上。此时，要立即拨打急救电话，让急救人员尽快介入治疗。因为，中风的死亡率比冠心病还要高。

突发脑卒中怎么办？

07

突发脑卒中怎么办？

如果在现场，要避免搬动及晃动患者，且尽量不让患者倒下，并立即拨打急救电话。因为在未知患者是脑出血还是脑血栓、脑栓塞的情况下，无法用药。一旦患者是脑出血，平躺之后，出血更快，且颅内压力越来越大时，患者会出现喷射性呕吐，而呕吐可能造成患者窒息。因此，抬高头部可以减缓出血速度，头在高处多待一分钟，就多一分钟的希望（图7）。

如果患者已经开始向下滑落，你要迅速接住他的头，保持头部高位（图8）。

如果患者已经滑落在地，在判断颈椎没有骨折、髋部或胸部没有骨折的情况下，将患者摆成稳定侧卧位，打开气道，这种情况下即便是呕吐也不会导致吸入窒息（图9）。

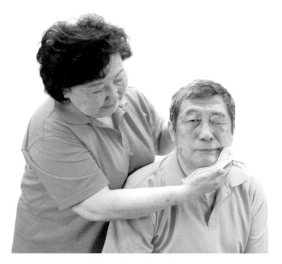

图7　抬高患者头部

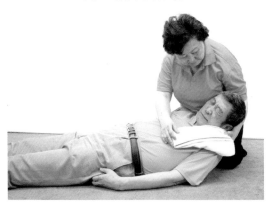

图8　接住患者的头，保持头部在高处

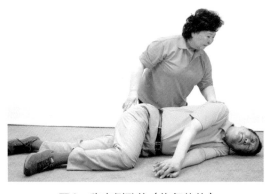

图9　稳定侧卧位（恢复体位）

　　密切观察呼吸、瞳孔的变化。一旦发现患者的瞳孔变成一大一小了，说明脑疝发生，这是外科急症当中的急症。所以美国心脏协会要求现场急救者要有"四快"：

　　① 快速识别。

　　② 快速呼叫急救中心。

　　③ 快速在急救中心转运前，预先通知将要去的医院。

　　④ 快速送院治疗。直接通过绿色通道进入手术室，快速手术治疗。

　　在现场等候急救车来的时候，应对清醒的患者进行安慰，随时准备心肺复苏。如果自行送往医院，请护住患者的头部，以免因颠簸导致出血加重。

　　需要注意的是：医生来之前，不要给患者喝水和吃东西，以免呕吐导致吸入窒息。

> **马老师急救小歌诀——脑卒中急救**
>
> 耽误治疗是要害，早期识别必须快。
>
> 嘱其微笑口眼歪，一侧肢体不能抬。
>
> 说话不清要警惕，脑血管、出意外。
>
> 镇定呼救快坐下，禁食禁水等医来。

心搏骤停

08 如何识别心搏骤停?

识别心搏骤停

心搏骤停是指心脏突然停搏,包含了3个基本要素。

第一,突然意识丧失,即通过拍双肩,在患者耳边大声呼唤等方式,患者均没有反应。

第二,呼吸停止或无效呼吸,即仅有喘息样呼吸。

第三,大动脉搏动消失(颈动脉、股动脉)。

2010年AHA《心肺复苏指南》中明确指出,检查颈动脉搏动对于确定循环存在或缺失并不是一个准确的方法。研究显示,非专业施救者与医护人员检查脉搏都有困难,医务人员检查脉搏也会花费较长时间,当非专业救援人员发现一位成人突然神志不清或者一位无反应的患者没有正常呼吸时,可以不检查脉搏,而假设患者发生了心搏骤停。叹息样呼吸常见于心搏骤停的最初数分钟(高达40%伤病员),叹息样呼吸亦为即刻开始心肺复苏的指征。因此,急救者应该在伤病员无意识(无反应)和叹息样呼吸时,即开始心肺复苏。

心搏骤停时必须尽快让医生介入,才能对症治疗,达到真正的复苏成功。所以,及时拨打急救电话很有必要。

> **马老师急救小歌诀——心搏骤停急救**
>
> 心搏骤停循环终,大脑死亡夺性命。
> 尽快识别三要素,心肺复苏来救命。

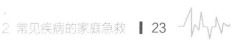

什么是心肺复苏术？ 09

　　心肺复苏术（CPR）是在患者呼吸心搏骤停时，利用胸外心脏按压和人工呼吸的方法徒手救命的一种技术。这种挽救生命的干预措施，是心搏骤停患者复苏的基石。即使能严格按照指南操作，也仅能给心脏提供正常血流的10%～30%,给大脑提供正常血流量的30%～40%。如果未能按照指南的规定去做，则提供的血流更少。故强调提供高质量CPR，否则患者难以生还。

　　为了保证心肺复苏的效果，急救者必须了解了患者的生还条件，才能在复苏过程中找到或创造这些条件，进而提高心肺复苏成功率。

　　心肺复苏的基本条件，缺一不可：

　　① 中枢神经系统结构及功能的基本健全。

　　② 循环系统结构的相对完整，即保证循环血量是充足的。

　　③ 创伤造成的心搏骤停，不做CPR。

　　2003年美国急救医疗服务医师协会、美国外科医师协会创伤委员会发出了《创伤性呼吸心搏骤停：院前急救不予复苏或终止复苏指南》的联合声明，并收录入美国创伤急救体系评价标准。其原因为：

　　① 创伤导致的心搏骤停。严重的器官伤害（缺失、变形等）。

　　② 失血导致的心搏骤停。无有效止血措施。

　　③ 中枢性心搏骤停。关键病变不在心脏。

　　④ 终末期疾病。治疗措施无效或遗嘱不复苏者。

　　2016年《国际急救与复苏指南》指出：

　　● 对于遭受不利于生存的创伤的患者，如断首或半体切除患者，可不进行复苏。

● 对于遭受不利于生存的创伤的患者，且有证据表明发生心搏骤停后出现重大延时疾病，包括依赖性血液坠积（血液汇集在身体依赖部分的堵塞血管里）、尸僵和腐烂，可不进行复苏。

● 针对烧伤病例，如果三度烧伤达到身体表面95%以上，可不进行复苏。

● 本指南不适用于儿童、低体温等复杂因素患者以及医疗原因导致心搏骤停的患者（经验做法）。

● 各个国家可能有具体指南，如生前遗嘱、事前指示和其他关于复苏的具体医疗指引。各个国家红十字会有责任熟悉本国医疗规程（经验做法）。

心肺复苏是一项复杂的系统工程，成功率非常低，并不是所有的患者都可以复苏成功。如果能得到及时正确的抢救，很多患者能够生还，且不留后遗症。遗憾的是不少这类患者没有得到及时正确的抢救而丧失生命，是导致心肺复苏成功率低的主要原因。所以，正确进行心肺复苏至关重要，高质量CPR是心肺复苏的关键。

心肺复苏（CPR）救治的目标：

① 最初目标。存活，自主循环恢复（ROSC）。

② 主要目标。长期存活，神经系统功能较好。

③ 理想目标。长期存活，神经系统功能完全正常。

10 只要进行心肺复苏就一定能救活心搏骤停患者吗？

答案是否定的！

因为不是所有的心搏骤停患者都能被抢救成功，比如患者病情过于严重，则可能不会成功；另外，如果救治者的心肺复苏技术掌握程度不够，则也有可能会失败；还有一种情况在于患者，一旦发现不舒服要立即停止剧烈运动，而不是硬挺着继续运动，导致大面积心肌坏死难以救治。

什么是心搏骤停急救的 "黄金4分钟"？

11

心搏骤停严重威胁大脑，从图10中即可看到其与生命的关系。

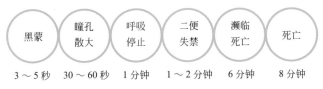

| 黑蒙 | 瞳孔散大 | 呼吸停止 | 二便失禁 | 濒临死亡 | 死亡 |
| 3～5秒 | 30～60秒 | 1分钟 | 1～2分钟 | 6分钟 | 8分钟 |

图10 大脑缺氧后结果

如图11所示，心搏骤停1分钟内实施心肺复苏的话，90%以上的人可活。随着时间的推迟，10分钟才实施心肺复苏的话，成功率就是零了。时间就是生命！我们至少要抓紧急救黄金4分钟的时间，争分夺秒地挽救他人生命。

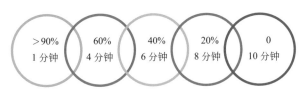

图11 心肺复苏开始的时间与复苏成功的效果

心肺复苏操作的流程是什么样的？

12

需要指出的是，心肺复苏是非常强的体力活动，要求很高。所以，美国心脏学会2010年AHA《心肺复苏指南》中强调团队抢救。

即，有人心肺复苏，有人打急救电话，有人去取自动体外除颤器（AED），有人接救护车，有人准备接替作心肺复苏，才能更加保障心肺复苏效果。

学习心肺复苏术

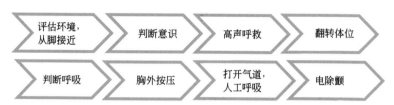

图12 心肺复苏流程示意

救助者从发现患者到完成心肺复苏，需要8个步骤（图12）。

① 评估环境。环境安全方可进入，并且做好自我防护。表明身份，在征求亲属或周围人同意的情况下才可施救。并大声让围观群众为自己作证。接近伤员时，应尽量从脚的方向靠近，使神志清醒的伤员有所精神准备（图13）。

② 判断意识。救护员跪在伤员任意一侧，身体中轴对准患者肩部连线，距离伤员10厘米，两腿分开与肩同宽。用轻拍重喊的方式："喂！你怎么啦？你怎么啦？"来判断患者有无意识（图14）。

③ 高声呼救。患者无意识时，救助者要高声呼救："快来人呐！救命啊！"指定专人拨打急救电话并协助救助，同时请人取AED和帮助救助（图15）。

④ 翻转体位。救助者的一只手扶住患者头部，另一只手扶住对侧腋下，保证脊柱呈轴向整体翻转。将患者翻转成侧卧位时，清理口腔异物。随即，将患者翻转成仰卧在硬平面上（图16）。

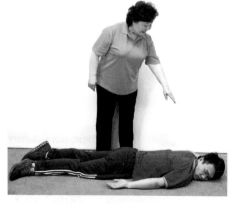

图13 环境安全，尽量从脚的方向接近患者

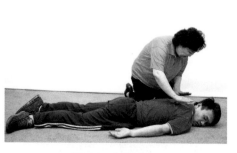

图14 判断意识

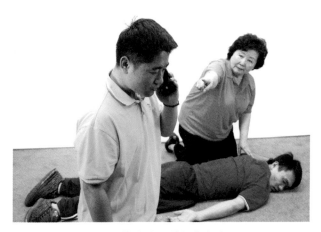

图 15　指定专人拨打急救电话

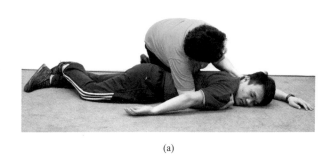

(a)

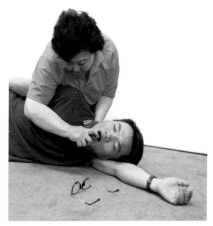

(b)　　　　　　　　　　　　　　　　(c)

图 16　翻转体位，清理口腔异物

⑤ 判断呼吸。用5～10秒（读秒的方法是1001、1002……1010，4个数字为1秒），扫视胸腹有无起伏来判断有无呼吸。没有呼吸或喘息样呼吸时，立即施行胸外心脏按压（图17）。

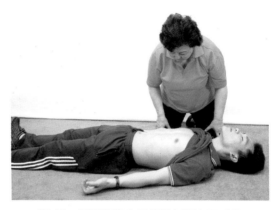

图17 扫视胸腹有无起伏判断有无呼吸

⑥ 胸外按压（C——circulation）。将掌根放在胸部中央胸骨下1/2段（定位方法：中指对准乳头），双掌根重叠，十指相扣，肘关节伸直，垂直向下按压30次，成人速率至少100次/分，不超过120次/分，深度至少5厘米，不超过6厘米。每次按压确保胸廓完全回弹，放松时，救助者的掌根不离开伤员胸部，按压和放松的时间相等（图18）。

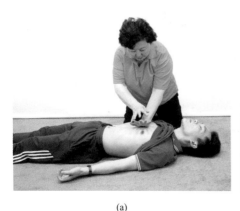
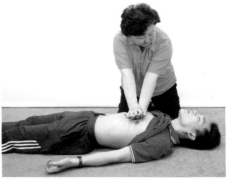

(a)   (b)

图18 正确取位进行胸外心脏按压

⑦ 打开气道（A——airway）。救助者一只手的小鱼际压住额头，另一只手的中指和示指提下颌，直到患者鼻孔朝天（图19）。

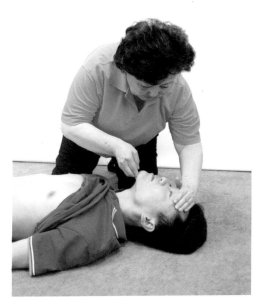

图19 打开气道

⑧ 人工呼吸（B——breathing）。捏住鼻孔、包严嘴，缓慢吹气，超过1秒。吹气时，眼睛同时斜视胸廓，见胸部明显隆起即可。2次吹气后，再次进行胸外心脏按压。如此循环直至患者恢复自主循环或有人接替心肺复苏（图20）。

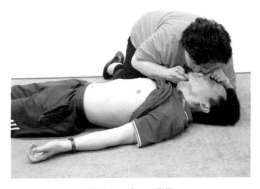

图20 人工呼吸

⑨ 如果有AED，尽快使用AED。救护员在现场急救中，全程都要做好自我防护。

13 心肺复苏的技术要求是什么？

（1）高质量胸外心脏按压的技术要求　实施CPR的目标应该是尽量提高胸部按压在整个心肺复苏中的比例，目标为至少60%。按压的速率为100次/分，但不超过120次/分。具体的按压深度见图21。

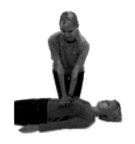
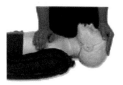
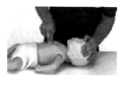

成人和青少年

双掌根下压至少5厘米，避免按压深度>6厘米

儿童：1岁至青少年

单掌根下压5厘米，胸部前后径的1/3

1岁内

两手指下压至少胸部前后径的1/3，大约4厘米

图21　不同年龄胸外按压深度

（2）心肺复苏并发症　就算手法正确，按压深度规范，也难免出现下列损伤：肋骨骨折、胸骨骨折、胸肋骨分离、气胸、血胸、肺挫伤、肝脾裂伤、脂肪栓塞等。这样就严重影响了心肺复苏的效果。为了避免上述损伤，操作者手法必须正确，第一下按压要试探患者能承受的力度。正确取位后向脊柱方向垂直按压，不可左右摇摆。随时观察患者的反应和面色变化，连续CPR直至医生到达。

> **马老师急救小歌诀——心肺复苏**
>
> 按压正确要技术，位置深度把握住。
> 尽量避免并发症，胸路不通走腹路。

什么是腹部提压心肺复苏? 14

一旦出现胸部塌陷(图22),胸外心脏按压就不能实施了。这时可以使用我国自创的腹部提压进行腹部心肺复苏。

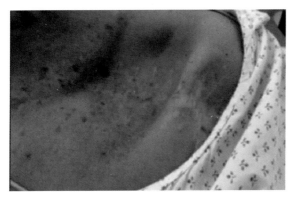

图22　胸部塌陷

腹部提压心肺复苏是武警总院王立祥教授发明、德美瑞公司研制的,也是我国独创的。为那些无法进行胸外心脏按压的人带来了生还的希望(图23)。

腹部提压法是一种简单无创的方法,是利用吸盘吸附于患者腹部,经主动提拉与按压相结合进行的复苏方法,相较胸外按压能不加重胸部损伤。

腹部提压法主要是通过"心泵""胸泵"和"腹泵"机制来产生人工循环。腹部按压时,腹腔内压力增大,使膈肌受压上移,胸腔内容积减小,增加胸内压,心脏受压容积减小,发挥"心泵"作用,产生前向血流,提高心排量;同时促使腹部器官中血液(占人体血液供应的25%)流入心脏。

提拉腹部时,腹腔压力迅速减低,膈肌最大限度下移,扩大了胸腔的容积,增大了胸腔的负压,亦充分发挥了"胸泵"机制,心脏舒张,促进了血液回流,为下次按压心脏泵血做准备。

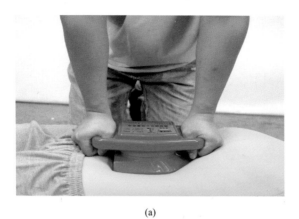

(a)

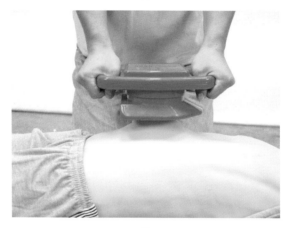

(b)

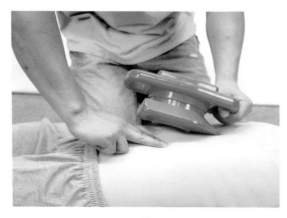

(c)

图23 腹部提压心肺复苏法

　　腹部按压和提拉过程可增加腹主动脉的阻力，增加冠脉灌注压，即可以运送更多含氧丰富的新鲜血液流入心脏；另外，腹部按压时，膈肌上移，胸腔内负压减小，肺受压其内气体排出，腹部提拉时，膈肌下移，胸腔内负压增大，有利于空气进入肺部，发挥了"肺泵"作用。即使对无呼吸支持的心脏停搏患者的复苏也能产生有利作用。

　　进行腹部提压心肺复苏前，要进行严格的培训，并且要做好气道管理，以免消化道内容物吸入肺内，造成窒息。

如何进行高质量的心肺复苏人工呼吸？ 15

　　① 捏住鼻孔、包严嘴，缓慢地（超过1秒）将气体吹进患者的呼吸道，看到胸部抬起即可。

　　② 保持8 ~ 10次/分的通气极为重要，应避免过度通气。如果通气频率大于12次/分，会导致胸内压增加，影响胸外按压时的静脉回流。静脉回流减少就会产生按压时的心输出量下降，冠状动脉和脑再灌注降低。

　　③ 做好自我防护，使用呼吸膜保护施救者和被救者不被感染传染病。没有正规的呼吸膜，最好不做人工呼吸。有报道，只做胸外心脏按压与按压加吹气的心肺复苏，在12分钟内体内氧分压是没有分别的。

　　④ 未经训练的非专业施救者应在调度员指导下或自行对心搏骤停的、成人患者进行单纯的胸外按压式心肺复苏。直到AED或有参加过训练的施救者赶到。

　　⑤ 如果经过训练的非专业施救者，有能力进行人工呼吸，则应按照30下按压给予2次人工呼吸的比例给予人工呼吸（图24）。

　　人工呼吸的种类见图25。

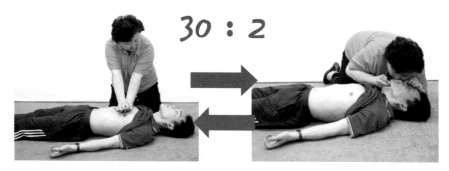

图24 胸外心脏按压与人工呼吸

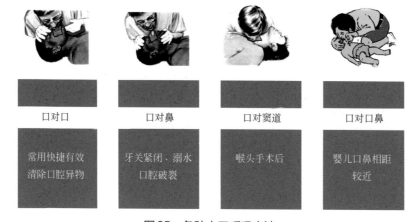

口对口	口对鼻	口对窦道	口对口鼻
常用快捷有效清除口腔异物	牙关紧闭、溺水口腔破裂	喉头手术后	婴儿口鼻相距较近

图25 各种人工呼吸方法

16 何时停止心肺复苏？

① 活了。当患者自主呼吸逐渐恢复，眼球活动，手脚开始躁动，脸色及四肢指甲颜色逐渐转红润时，可以将排除颈椎骨折或者骨盆骨折的患者，摆放成稳定侧卧位，即恢复体位（图26）。

同时，要随时观察患者生命体征，当患者再次心搏骤停时，立即开展心肺复苏。

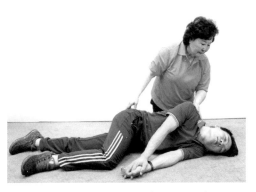

图26 稳定侧卧位（恢复体位）

② 来了。施救者应持续实施心肺复苏，直到自动体外除颤器或有专业医疗救护人员赶到。

注意：

● 只有当患者开始恢复并清醒过来，才能停下重新检查伤病员；否则不要停止复苏。

● 如果有超过2名急救人员，应该每隔1～2分钟人员交换进行心肺复苏，以防止疲劳。确保人员交换过程中不中断胸外按压。

● 不间断的复苏，直到专业医疗救护人员到达，或是伤病员开始正常呼吸。

● 在整个复苏的过程中考虑到轮换按压与适当的中断按压（如取来AED）相关，因此每次轮换要在5秒内完成。

● 中断胸外按压以触摸脉搏或者检查自主循环的恢复（ROSC），会危害到生命器官的灌注。

因此，非专业人员不能中断胸外心脏按压以触摸颈动脉或检查ROSC（自主循环恢复）。另外，非专业人员也要进行持续的CPR直至AED到达或紧急医疗救援服务（EMS）人员接手CPR。

如何对溺水者进行心肺复苏？ 17

溺水者不要控水，没有证据认定水会成为阻塞物堵住呼吸道，相反，会因控水失去了宝贵的心肺复苏时间。对于一般的患者做心肺复苏，我们遵循的流程是C—A—B（胸外按压—打开气道—人工呼吸）。但对溺水者则心肺复苏流程为A—B—C。先打开气道溺水者，再人工呼吸，然后再胸外心脏按压。这是因为溺水者最缺氧，所以要先清理气道，立即吹2～5口气，把肺泡撑开，然后再胸外心脏按压。

在民间，人们把溺水者从水中捞上来后，就将其放在牲口背上，一拍牲口的屁股，牲口猛跑一阵之后，溺水者就活了。其实，这不是做了控水，而是联合做了胸部心肺复苏和腹部心肺复苏。

心肺复苏专业性很强，未经过严格的操作培训请不要擅自操作，更不可以在真人身上练习。

18 如何提高心搏骤停患者心肺复苏的成功率？

为了提高心肺复苏的成功率，美国心脏协会（AHA）指南提出心肺复苏中的5个环节，其构建了心肺复苏生存链（图27）。保证每个环节不脱钩，才能最大限度地救助生命。

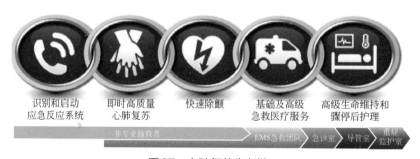

| 识别和启动应急反应系统 | 即时高质量心肺复苏 | 快速除颤 | 基础及高级急救医疗服务 | 高级生命维持和骤停后护理 |

非专业施救者　　　　　　EMS急救团队　急诊室　导管室　重症监护室

图27　心肺复苏生存链

在这个生存链中，前三个环节第一目击者在现场都能做到。其中，最重要的是第三个环节，电除颤是非常重要的。

心脏能很好地跳动，是因为窦房结发出指令，心肌有节奏地收缩与扩张。通过舒张与收缩，生命得以延续。但是心搏停跳前，首先不工作的就是窦房结。由于窦房结不指挥了，心肌在没有指挥的时候自发性地乱跳。这样的跳动就是心室纤颤，每分钟跳动已经不是正常的60 ~ 100次，而是每分钟达到200 ~ 400次。这样的心搏不可能把血泵出心脏，因此是无效心搏。心室纤颤是引起心搏骤停最常见的致死性心律失常，在发生心搏骤停的患者中约80%由室颤引起。治疗心室纤颤最有效的手段是电除颤。通过电击的方法恢复窦性心律，达到救命的目的。

患者复苏的成功率跟两个因素有关：第一是患者倒下到开始除颤的时间段；第二是患者倒下到开始心肺复苏的时间段（CPR）及CPR规范化程度。

心肺复苏的规范程序：当一个人突然皱眉、咬牙、捂胸站起来求救时，救助者尚未问明情况，患者就心搏骤停了。此时救助者应立即开展心肺复苏，立即请他人拨打急救电话，请人去取AED。

AED程序：使用患者身边的AED心搏骤停3 ~ 5分钟即开始除颤，45% ~ 75%可成活。

除颤成功的可能性随着时间的流逝而降低，心搏骤停1分钟就进行电除颤，存活率高达90%以上，随着时间的推迟，每延迟一分钟行电除颤，就失去10%的存活机会，10分钟之后就是零。因此，尽早快速除颤是生存链中最关键的一环。

如何正确使用自动体外除颤仪（AED）？ 19

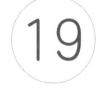

AED在心肺复苏中的作用

AED的使用非常简单，首先打开机盖，机器自动充电。把电极片上的不干胶撕掉，贴在图28指示的位置，将电极片贴好，不间断按压，根据AED语音操作，等AED指示需要除颤时，此时要远离患者，按下除颤按钮即可。然后根据AED指示是否需要胸外按压。

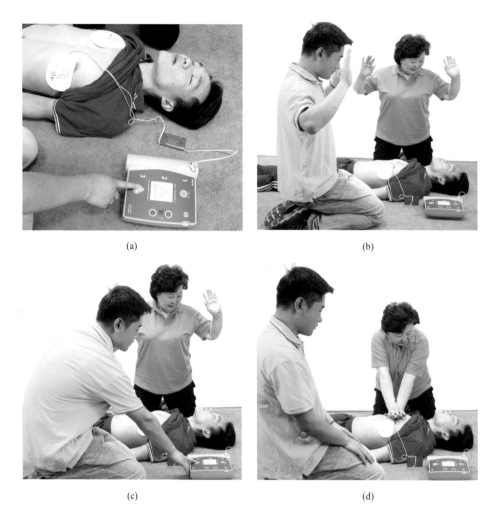

图28　AED心肺复苏操作

　　半自动AED的使用方法：一开机盖，二贴片；听从指令再除颤，除颤之前驱围观，避免大家都触电。

　　当然，不同厂家的产品使用的方法不一样，半自动AED和全自动AED使用方法也不尽相同。但是它们都是"傻瓜机"，没有训练过的人，根据语音提示操作都是没有问题的。持续按压直到AED发出指令，立即让开进行除颤。

　　AED使用中关键的问题是准确地将电极片贴到位置，才能获得好效果。

使用AED要注意什么? 20

① 使用前确认无人及金属接触患者。

② 确认电极牢固地黏附在患者的皮肤上（去毛、净水、无褶皱）。

③ 关注AED语音提示和屏幕信息。

④ 除颤前将氧气搬离营救地点，以免引发火灾。

⑤ 有以下情况之一不可以使用AED：

● 潮湿的环境下。如若使用AED，大家都会触电。

● 患者身上有植入式起搏器/除颤器。最好不用，一旦同时放电两败俱伤。怎样知道患者体内是否安装了除颤器或起搏器呢? 暴露患者胸部，无论看到胸前上方左、右两侧哪侧有瘢痕，触摸后发现瘢痕下方有硬块的，就是起搏器或者除颤器。

● 身上有药物贴片。药物贴片在皮肤上会留有氧化锌，会阻止放电。

● 胸毛太多。AED放电时，胸毛会燃烧，导致皮肤烧伤。应用AED前，应先用不干胶贴在电极片的位置，除掉胸毛后再使用AED除颤。

● 胸前叩击。2005年美国心脏协会《心肺复苏指南》中指出，胸前叩击不能恢复自主循环。2010年美国心脏协会《心肺复苏指南》再次指出，胸前叩击并发症可导致胸骨骨折、骨髓炎、脑卒中以及诱发成人和儿童的恶性心律失常。因此，请不要胸前叩击。

是先除颤还是先按压? 21

根据目前我国的现状，安放AED的场所还不多，建议先按压。在条件允许的情况下5分钟以内的心搏骤停，先除颤；大于5分钟的心搏骤停先CPR，并尽快找到AED，除颤越早，效果越好。

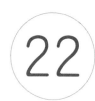

晕厥

22 什么是晕厥? 晕厥的主要原因是什么?

　　晕厥就是一过性脑缺血导致短暂意识丧失的一种综合征。它的特点是发生快,消失也快,数秒后或调整姿势后可自行恢复。发作前,伤病员一般无特殊症状,或自觉头晕、恶心,很快即感眼前发黑,全身软弱无力而倒下。此时,伤病员面色苍白、四肢发凉,脉细而弱,血压下降。持续时间很短,几秒钟或经调整姿势即可恢复。

　　导致晕厥的原因很多(图29)。

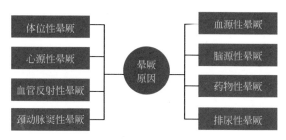

图29　导致晕厥的原因

　　① 心源性晕厥。心脏射血功能障碍,导致大脑严重缺氧,如阿斯综合征,可短时间死亡。这样的患者常心搏骤停,须立即施行心肺复苏。

　　② 血管反射性晕厥。这种晕厥最常见,多见于年轻体弱女性,情绪紧张、悲伤、惊恐、疼痛、饥饿、疲劳、闷热拥挤、站立过久、看见出血等都可能发生。

　　③ 体位性晕厥。人突然站立后,约有300 ~ 400毫升的血液集中在下肢的静脉容量血管内。随即发生一过性静脉回心血量和排血量的减少导致的晕厥。

　　④ 颈动脉窦性晕厥。发生于颈动脉窦反射敏感者。患者多为中老年男性,在急剧转头、低头、刮脸及衣领过紧

时，血压骤降导致。

⑤ 排尿性晕厥。多发生于16 ～ 45岁男性，偶尔也可见于老年人。患者常在清晨、夜间或午睡后起床排尿时因意识短暂丧失而突然晕倒。建议平时不要憋尿过久，憋尿时间太长时尽量避免站立小便。

⑥ 其他。吞咽冷、硬、酸、苦、咸、辣食物或剧烈咳嗽、大笑、哭泣时出现晕厥。若张大嘴号啕大哭，会因二氧化碳呼出去的太多，导致呼吸性碱中毒。应对的方法就是用报纸等物品，卷一个漏斗状，漏斗尖部留出来一个直径1厘米的小孔，将此漏斗罩在患者面部，让她将呼出去的二氧化碳再重新吸进来。避免呼吸性碱中毒导致患者死亡（图30）。

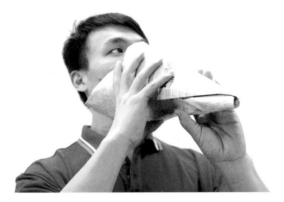

图30　将纸做的漏斗罩在面部

突发晕厥怎么急救？ 23

① 仰卧于通风处抬高下肢，解开衣领保证呼吸道通畅（图31）。

② 经这样处理清醒后，给患者喝橘子汁补充钾离子或喝糖盐水（图32）。

③ 经处理不见好转，立即呼叫急救中心。

④ 心搏骤停时，立即进行心肺复苏。

晕厥的
现场急救

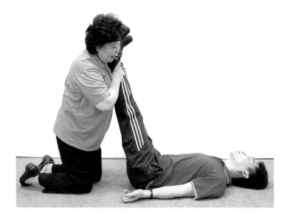

图31 倒地后，抬高下肢保证大脑血液供应

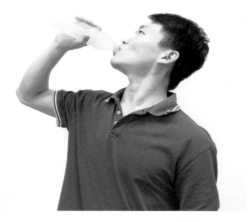

图32 清醒后喝橘子汁或糖盐水

马老师急救小歌诀——晕厥急救

大脑缺血致晕厥，抬高下肢衣领解。
保证大脑有血液，病情很快就缓解。

糖尿病急症

什么是糖尿病急症？

24

糖尿病是由于胰岛素分泌缺陷或胰岛素作用障碍所致的以高血糖为特征的代谢性疾病。持续高血糖与长期代谢紊乱等可导致全身组织器官，眼肾、心血管及神经系统的损害及其功能障碍和衰竭。严重者引起失水，电解质紊乱和酸碱平衡失调等急性并发症酮症酸中毒和高渗昏迷。

常见的糖尿病急症主要有3种：酮症酸中毒、高渗性非酮症高血糖昏迷和低血糖昏迷。

① 酮症酸中毒。是糖尿病的严重并发症，患者呼出的气体带有烂苹果味。病情严重时可发生昏迷，称为糖尿病酮症酸中毒昏迷。在胰岛素应用之前本症是糖尿病的主要死亡原因。胰岛素问世后其死亡率大大降低，目前仅占糖尿病患者病死亡率的1%。

② 高渗性非酮症高血糖昏迷。是一种较少见的、严重的急性糖尿病并发症，其主要临床特征为严重的高血糖、脱水，血浆渗透压升高而无明显的酮症酸中毒。患者常有意识障碍或昏迷。高渗性非酮症高血糖昏迷多发生于老年人，半数患者已知有糖尿病，30%患者有心脏病，90%患者有肾脏病变。可以因为严重感染、急性胃肠疾病、暴饮暴食、大量输入葡萄糖、急性胰腺炎、急性心肌梗死、肾功能减退及服用引起血糖升高和失水的药物等原因诱发。此时患者的皮肤干燥、弹性减退，眼球凹陷，脉搏快而弱，无汗，严重者出现休克、意识障碍或昏迷，病死率高。

③ 低血糖昏迷。血糖低于3毫摩/升时称为低血糖，严重低血糖会发生昏迷。胰岛素用量过大、吃得少、运动量大、口服磺脲类降糖药剂量过大等，均可导致低血糖昏迷。

低血糖具有突发性和威胁生命的典型症状：饥饿、头痛、出汗、焦虑、震颤、无力、类似醉酒的精神病行为、意识丧失、痉挛。虽然患者的症状不尽相同，但死亡率非常高。

25 糖尿病急症如何急救？

怎样应对
糖尿病急症？

① 吃糖。2008年美国糖尿病协会（ADA）建议清醒患者首选葡萄糖，包含葡萄糖碳水化合物的任何食品都可食用，如糖果、橙汁、甜食或者含糖饮料。糖果能帮助患者升高血糖，维持机体正常功能。无糖饮料对患者没有帮助，在情况不明或补糖没有效果，发现患者出现烦躁不安或无意识，表明昏迷在即，此时应禁止给患者进食和喝水，以免导致吸入性肺炎。

● 为什么给糖尿病急症的患者吃糖？

《国际急救与复苏指南》中强调：糖尿病急症患者无论是由于低血糖症，还是无法判断急症是否因为低血糖或高血糖症，都必须鼓励给他们进食甜食或糖水。

● 高血糖症者也要吃糖吗？

高血糖症是逐渐演变的，它可以在一个较长时期（甚至数天）没有症状，当你分辨不清是高血糖还是低血糖时，要尽快吃糖，立即去医院诊治，避免出现昏迷情况。

● 低血糖出现通常具有突发性和威胁生命的特点，所以要立即吃糖，症状无改善时，尽快拨打急救电话，去医院诊治。

② 送医院。对于一般情况，通过上述的处理就会缓解。一旦患者出现昏迷，要立即送往医院治疗。

癫痫

如何识别癫痫发作？ 26

癫痫是大脑神经元突发性异常放电，导致短暂的大脑功能障碍的一种疾病，俗称为羊癫风、羊角风。

随时随地突然发作是癫痫的临床特点，无论什么地方，一旦发作，就无法控制。特别是当患者在井边、道路中间等地发病，容易造成更大的伤害。

当我们看到有人突然倒地，接下来口吐白沫、全身抽搐、双眼向上翻的时候，您就可以判断这位患者癫痫发作了。

癫痫发作后如何现场急救？ 27

癫痫发作的现场急救有三不原则：不撬开患者的嘴往里塞东西；不要掐人中；不要试图控制患者。

① 不要撬开患者的嘴往里塞东西。不少人凭着老经验，在患者尖叫张嘴的时候，往患者嘴里塞东西。他们认为，这样做患者就不会咬断自己的舌头。其实，这是错误的概念。2010年美国心脏病协会《心肺复苏和心血管急症救治指南》中指出，不要试图撬开患者嘴或者在牙齿之间或嘴中放置任何物品，以免造成牙齿损伤和误吸。抽搐发作时想往嘴里放东西，必然需要撬开嘴，很容易造成牙齿和软组织损伤，或施救者被咬伤。若放置的物品脆或易碎，很容易误吸入气道；物品若坚硬，如铁棍，患者抽搐紧咬牙关时受力点在有限的一两颗牙齿，更容易损伤。

② 不要掐人中。癫痫是神经元异常放电，一般持续90秒左右。掐人中会延长神经元放电时间，还会制约患者及封

癫痫发作
怎样处理？

闭气道。

③ 不要试图控制患者。当我们看到患者在抽搐的时候，千万不要试图按住或限制患者，比如将抽搐的肢体掰直了。因为患者在抽搐的时候肌肉的抵抗能力非常强，如果强行去掰的话，很可能导致骨骼肌肉或软组织损伤。

2010年AHA指南中提出癫痫发作现场处置两大原则是：确保气道开放、防止受伤。

① 将周围可能会伤害患者的物品挪开，在患者尚未倒地的时候，扶住患者慢慢倒下去，并将其摆成侧卧位，打开气道保持通畅。

② 当患者停止发作之后，给患者保暖或遮阳，如果患者有外伤，可进行包扎，处理不了的骨折等情况，请尽快拨打急救电话（图33）。

现场遇到突发癫痫，遇到下列情况应及时拨打急救电话。

① 患者癫痫史不详。可能是第一次发病，这时可能不是癫痫发作，很可能是颅内有病灶，需要医师诊治。

② 有癫痫病史的患者，如果此次发作跟往常不同。

③ 发作时，受到外伤，现场无法处理的情况。

④ 癫痫发作持续超过5分钟。

⑤ 一次大发作后接着出现第二次发作，两次发作间歇患者的意识没有恢复。

马老师急救小歌诀——癫痫急救

癫痫发作太突然，倒地环境有危险。

三不原则要牢记，严重患者送医院。

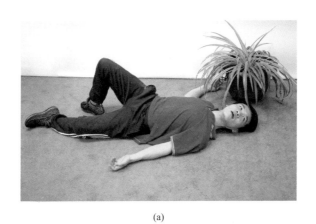

(a)

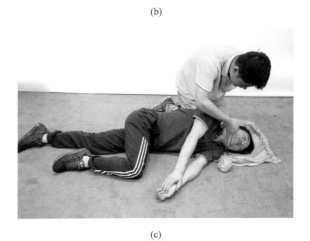

(b)

(c)

图33 癫痫大发作时处理流程

中暑

 如何识别中暑？

人的体温需恒定在37℃左右才能保证生理功能正常。为了能恒定在37℃左右，我们通过产热和散热来平衡。中暑则是高温环境下，由于热平衡和（或）水盐代谢紊乱而引起的以中枢神经系统和（或）心血管障碍为主要表现的急性疾病。

（1）中暑的因素

① 温度超过35℃，进行户外活动，而无足够的防暑降温措施。

② 气温虽然没有超过35℃，但空气中湿度较高或通风不良使身体散热减慢甚至不能散热，也可以导致中暑（图34）。

③ 高温环境作业。温度＞32℃，湿度＞60%，通风不良的环境，长时间或强体力劳动均可导致中暑。

（2）中暑的分型 我国发布的《职业性中暑诊断标准》中将中暑分成中暑先兆、轻症中暑和重症中暑。

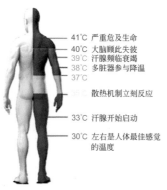

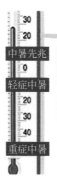

41℃ 严重危及生命
40℃ 大脑顾此失彼
39℃ 汗腺频临衰竭
38℃ 多脏器参与降温
37℃
散热机制立刻反应
33℃ 汗腺开始启动
30℃ 左右是人体最佳感觉的温度

"三伏天"请预防中暑

中暑先兆：出现轻微的头晕、头痛、耳鸣、眼花口渴、全身无力

轻症中暑：除以上症状外，还发生体温升高、面色潮红、胸闷、皮肤干热或有面色苍白、恶心、呕吐、大汗、血压下降、脉搏细弱等症状

重症中暑：除以上症状外，出现突然昏倒或大汗后抽搐、烦躁不安、口渴、尿少、昏迷等症状

图34 中暑分型

① 中暑先兆。指在高温作业场所劳动一定时间后，出现头晕、头痛、口渴、多汗、全身疲乏、心悸、注意力不集中、动作不协调等症状，体温正常或略有升高。

② 轻症中暑。除中暑先兆的症状加重外，出现面色潮红、大量出汗、脉搏快速等表现，体温升高至38.5℃以上。

③ 重症中暑。分为热射病、热痉挛、热衰竭3种类型，也可出现混合型。

● 热射病（日射病）。亦称中暑性高热，是因高温引起的人体体温调节功能失调，体内热量过度积蓄，从而引发神经系统受损，病死率高。最初全身乏力、头晕、头痛、恶心、出汗量减少、体温陡增后，出现嗜睡或昏迷。皮肤灼热干燥，无汗，面色潮红或苍白。循环衰竭时，皮肤发绀，脉搏快、脉压增大、血压偏低或休克、心律失常或心力衰竭。陈-施呼吸；瞳孔由小到大，对光反射迟钝或消失；四肢和全身肌肉可有抽搐严重者肺水肿、脑水肿、肝肾功能衰竭，弥散性血管内凝血，最终死亡，死亡率可达5% ~ 30%。

● 热痉挛。因大量失水和失盐引起的肌肉疼痛性痉挛。人通过出汗散热，最高生理限度的出汗量为6 ~ 10升甚至更多。大量出汗失水、失盐引起肌肉电生理发生变化而痉挛。临床表现为突然四肢阵发性肌肉收缩痛，尤以小腿腓肠肌为著，有些人腹部痉挛性疼痛。疼痛常呈对称性，时而发作，时而缓解。患者意识清醒，体温一般正常。

● 热衰竭。因严重脱水和电解质紊乱引起的周围循环容量不足而发生的虚脱。病情轻而短暂者成为热昏厥。当人体对热环境不适应时，周围血管迅速扩张以利于散热。这样的直接后果是有效循环血量不足，不仅可能造成休克，还因大脑缺氧引起虚脱或短暂晕厥，即热昏迷。起病迅速，先有头痛、头晕、恶心，然后口渴至轻度脱水。面色苍白、皮肤湿冷；胸闷、脉搏细弱缓慢（因缺钾引起）、血压偏低；体温稍高或正常，可有晕厥、手足抽搐。重者出现循环衰竭。

● 混合型。重症中暑各种类型都可能同时发生在一个人身上，难以分清，处理起来比较困难。

29 哪些人容易中暑?

① 体弱者、肥胖者、孕妇、糖尿病患者、老年人、婴儿、正在服药的人、心脑血管疾病患者、营养不良者、先天性汗腺缺乏症者等。

② 极度疲劳、睡眠不足、饥饿、失水、失盐、穿着不透气衣物等因素也可使健康者中暑。

③ 从小就生活在大城市的青年人,很少较长时间处高温、高湿环境或在烈日下活动。尤其长期在空调房间里生活的人们,体温调节能力较低下,适应力较差,野外活动时尤其易发生中暑。

30 夏日出行,如何预防中暑?

夏天出行做好防暑准备,比如带上遮阳伞或者遮阳帽,不要等口渴了才喝水。要小量、随时补充水分,每天补充1.5升以上 。

① 夏日出行防中暑,主观因素第一桩。当您准备进入高温环境下进行户外活动之前,要做好身体和物质的准备。有心血管疾病、高血压、中枢神经器质性疾病,及明显的呼吸道、消化道或内分泌系统疾病和肝、肾疾病患者应避免在高温环境下进行户外活动。

② 客观因素不能忘,胆大心细好行装。戴上防晒帽,穿上透气衣物,解开领口,卷上袖子。皮下脂肪过多的人(尤其是女性),机体由深部向表层传导散热量少,加上皮肤涂油脂类物质,使得散热减少,最易导致中暑。建议这样的朋友,进入高温环境中进行户外活动时,尽量穿着透气性好些的宽松衣物,通过空气对流散热来预防中暑。进入高温环境或干燥的沙漠地带,最好着宽松透气的纯棉衣物,纯棉衣

物可在大量出汗后，快速吸收水分，并且保持湿的状态贴在身上，不会立即蒸发。从另一个角度来说，保持了水分。而速干衣透气性能良好，不能保持水分；尼龙面料的衣物，当出汗时，汗水会顺身体流下来，也不能保持水分。相对纯棉衣物而言，这两种面料制作的衣服在沙漠或高温环境中不具备优势。

③ 设计路线好向导，医院后勤做保障。户外运动之前，要找有资质的好向导、好领队，设计好出行的路线，保证行进路线上有可供休息的阴凉地。同时，要了解距离最近的医疗机构的地点和医疗机构的级别。一旦发生意外，能随时保证紧急救援。

④ 未渴先饮带足水，科学饮食存水量。有报道，在不感到热的情况下，尽管没有出汗，皮肤和呼吸道都不断地有水分被蒸发。在阳光直接照射下，即使不进行体力活动，人所消耗的水也要比阴影下多3倍。所以，出发前，要喝足水和补充盐，吃饭不宜过饱，牛奶是补充水分和能量的最好食品。出发时，要带足量的水。此外，一些水果和蔬菜含水量也是比较高的，如西红柿、黄瓜、西瓜等，可解暑、补充水分。

⑤ 高温行军忌疾走，疲劳出汗找阴凉。夏日出行，最大的忌讳是急行军。在夏日中行走比在平时行走消耗体力，更容易出现疲劳；如缺少遮阴处，会加大中暑的概率。疲劳加上中暑，死亡率会明显增加。因此，如果发生疲劳或出汗量较大的情况，建议立即找阴凉地或创造阴凉通风的环境，休息、补充水分，减少中暑的可能性。

⑥ 沙漠断水积晨露，昼伏夜行坑中藏。如在身处沙漠干旱缺水地带，断水而又不会找水的情况下，可以用塑料袋积攒早上的晨露饮用，以此补充水分等待救援。不过，这样的水，要用高锰酸钾来消毒之后再饮用。沙漠高温，加上行走需要耗费大量的能量，很容易造成疲劳。这时，应尽量避免在日照最强烈的环境和时间段行走。

⑦ 自知之明不逞强，量力而行保健康。每个人的能力是有限的，不是经过短时间加强训练就一定能将自身的体能

提高很多。曾经有一位女孩因体力不支，眼看着目的地就在20米的高处而难以登上。为了让她完成心愿，大家用绳索系在其腰间，边拽边鼓励她向上爬，直至虚脱，最终还是没有登上目的地。120急救人员赶到现场，才得以获救。这种急功近利"坚持就是胜利"的思想是户外运动的大敌，应引以为戒的。

此外，还要注意出行时精简行装，避免负重过大。保证充分的休息和睡眠，禁止疲劳出行。建议耐热能力较差的人、长期在空调房间内工作的人，或者人在身体疲劳、有病时，不要参加高温环境或非高温环境的剧烈运动。有心血管疾病、高血压、明显内分泌疾病、出汗功能障碍者均不宜从事高温作业。中暑恢复数周内，应避免室外剧烈活动和暴露在阳光下。

马老师急救小歌诀——夏日出行，预防中暑

夏日出行防中暑，主观因素第一桩。
客观因素不能忘，胆大心细好行装。
设计路线好向导，医院后勤做保障。
卫星追踪定方向，保持联络不慌张。
未渴先饮带足水，科学饮食存水量。
高温行军忌疾走，疲劳出汗找阴凉。
沙漠断水积晨露，昼伏夜行坑中藏。
自知之明不逞强，量力而行保健康！

31 中暑现场如何急救？

① 脱离高热环境。发现先兆中暑者，立即脱离高热环境，将其移动到通风阴凉处。

② 迅速降低体温。轻症中暑者迅速脱离高温现场，在通风阴凉处休息，给予含盐清凉饮料，密切观察生命体征。

太阳穴涂抹清凉油、风油精等，或口服人丹、十滴水、藿香正气水等中药。刺激人中穴、合谷穴。重症中暑者，迅速进行物理降温或者药物降温，纠正水与电解质紊乱。也可吃些香蕉或喝橘汁来补充钾。经及时处理，30分钟到数小时内即可恢复。

③ 一旦出现热射病，在就地抢救的同时，要毫不犹豫地、争分夺秒地通知附近的急救中心或医疗机构，由医师通过药物降温和对症治疗来抢救生命，出现心搏骤停者要立即做心肺复苏。

疲劳

32 疲劳的特征是什么？

疲劳是一种生理心理状态，因为疲劳的状态是直接与人的健康和劳动效果相关的重要因素。在长时间活动状况下，人的工作能力往往下降，同时还伴有其他生理和心理变化的体验（疲劳体验）出现。机体内部能量的耗减是产生疲劳的机制，在疲劳状态下，只能加快心搏次数来维持原来的血液搏出容量，但因单位肌纤维的收缩力下降，运动速度和准确性下降。

疲劳发展的速度和程度，一方面取决于外部条件和工作分量，另一方面也取决于主体的工作动机、对工作的兴趣和认识以及主体的健康状况等。

疲劳特征如下：

① 无力感。疲劳往往被体验为力量不足。在活动中，原来可以完成的动作现在觉得无力完成，似乎力量已经用尽。

② 注意力不集中。反应迟钝，思想不能集中在当前应完成的任务上。注意的转换和分配也失去应有的灵活性。原来的工作能力再也无法保持下去。

③ 感觉迟钝。各个感觉分析器的感受性下降，而感觉阈限升高。

④ 运动能力失调。在完成简单的或复杂的动作时觉得几种动作无法配合得很好，手脚不听使唤直至动作变得反常，错误增加。

⑤ 记忆力出现障碍。对过去的事难以回忆，眼前的事难以记住，可以读书，但不知读的是什么，可以继续谈话，但往往前言不搭后语。

⑥ 思维障碍。变得失去中心，漫无边际。

⑦ 活动动机变性。随疲劳体验增强，对原来兴致勃勃参与的一项目的性很强的任务会变得很不耐烦。

⑧ 意志力薄弱。由于思维和动机的障碍，可以引起意志力薄弱，无继续坚持工作的欲望。

⑨ 昏昏欲睡。疲劳体验达到很高程度时，往往出现睡眠欲望。这是一条警戒线，在此时应当睡眠，以防止各种事故和精神崩溃。这时的睡眠欲望的极强的，甚至在各种状态下都可以睡着，不管是站着、坐着还是在走路，都可以进入睡眠。

疲劳有哪些阶段？ 33

综合生理和心理的特点，可将疲劳分成三个阶段或三种程度。

① 第一阶段。精神不振、困倦、打盹等，这时仍能在提高工作兴趣的情况下，用意志力量控制自己以保持原有的工作水平。这是轻度疲劳程度，当然此时还不至于对你的行动造成过大的影响，但如果硬性在这种状态下长时间坚持工作，会引起疲劳爆发。适度地休息会使你消除疲劳，恢复正常状态。

② 第二阶段。表现为准确性下降，工作中错误率增高，但速度往往仍然可以维持原有的水平。这时的准确性下降无法用意志力和加强外部刺激的办法得以改善。这是中度疲劳程度。此时极易发生意外伤害。要想恢复正常，需较长时间充分休息。

③ 第三阶段。是一种极度的疲劳体验。如果说前两种疲劳只是一种保护性反应，第三种疲劳就是告诉我们，身心已经受到伤害。在这种过度疲劳情况下，工作能力急速下降，人们会体验到无法继续工作下去，对工作毫无兴趣，甚至厌倦、憎恨，有的人可以进入到歇斯底里状态。一定要避免这种状况。

34 如何识别疲劳？

疲劳的表现，可以从体态、呼吸、脉搏和皮肤颜色等情况判断（表2）。

表2 疲劳判断参考表

观察项目	轻度	中度	重度
皮肤及颜面	稍发红	相当发红	发红或发青、发黄
呼吸	频繁均匀	较前更急促	相当快，浅表呼吸，偶有深呼吸，不均匀，以至呼吸困难
发汗	轻微	甚多，尤以腰以上	特别多，全身衣服上有盐分
行动	无影响	步态不稳，身体摇晃	身体摇晃明显，弯腰，手摆动无力
脉搏	稍快	110次/分以上	超过140次/分，并可发生多次
自觉症状	无	自觉疲劳，两脚疼痛，心跳呼吸困难	除左述症状外，伴有头痛，甚至恶心、呕吐、血尿等

35 如何预防过度疲劳？

减轻运动强度，掌握运动节奏，提倡劳逸适度。

① 合理负荷。负荷一般不应超过体重的1/3，最多不要超过体重的45%。

② 适当休息。一般情况下，行走50分钟应休息10分钟。行程达全天3/5时，应休息2小时。大休息时要卸下装

备充分休息。

③ 掌握好行进速度。不要过快、过慢，尽量避免时快时慢。

④ 充分睡眠。一般情况下，每日要保证8小时睡眠。

⑤ 充分的营养、合理的膳食。户外活动消耗热量每日可达4000卡（1卡＝4.18焦），在山路、崎岖不平的地方行走，体力消耗比平地行走大16倍。如果没有充分的营养支撑，会加大疲劳程度，延长恢复体力的时间。补充能量的方法是多吃蔬菜，适量补充蛋白质、碳水化合物和脂肪，一日三餐的热量分配要合理，不可暴饮暴食。

⑥ 足够的饮水。每天至少4升水（不包括饮食中含的水分），在热区或夏季，出汗量大，每天需要补充6～7升水。最好在出发前及大休息时将水喝足，并带上足够的水随时补充。由于出汗会带走大量的盐分，可以通过咸食或汤中适当加盐来补充。

出现过度疲劳如何急救？ 36

如发现有人颜面潮红、呼吸急促、大量出汗、身体摇摆甚至晕倒的现象时，应立即就地让其安静平卧，松解装具和衣领、皮带等，补给水分。暑期注意通风散热，寒冷时注意保暖。急救时，要时刻安慰患者，注意观察其体征变化（呼吸、脉搏、体温）。如出现心跳呼吸困难或有血尿发生，应立即呼叫急救中心。

过敏

37 什么是过敏?

过敏反应是一种免疫功能失调症，是患者再一次接触到相同致敏原引起的全身急性变态反应。发生过敏反应，不仅使患者身体遭受痛苦，严重的还会危及生命。

（1）过敏原因　引起过敏反应的原因很多，除了遗传因素之外，常见的过敏原为花粉、花生、牛奶、鸡蛋、蚊虫叮咬及服用一些药物或者吸入、接触一些化学物质等。

一旦发生过敏反应，血管的渗出增加，内脏和支气管平滑肌收缩。当呼吸道痉挛时，可因呼吸衰竭而导致死亡。

（2）过敏的临床表现　不同部位的急性过敏反应，临床表现的症状不同。

① 皮肤表现。患者手足或面部出现荨麻疹、瘙痒或水肿。

② 呼吸道表现。流涕、打喷嚏；胸闷咳嗽、呼吸困难或呼吸浅慢；喉头水肿导致窒息。

③ 消化道表现。可出现腹痛、呕吐和腹泻。

④ 循环系统表现。血压下降、休克。

⑤ 中枢神经系统。意识丧失、抽搐、昏迷。

过敏反应的特点是发作快、反应强烈、消退较快（迅速脱离过敏原，经处理很快缓解或解除症状），有明显的遗传倾向和个体差异。

38 出现过敏如何急救?

过敏的急救原则就是四个字：逃、帮、带、送。

① 逃。尽快帮助患者逃离过敏现场，解除过敏原对患者的威胁。

② 帮。帮助过敏者用他自己带的药。经常发生过敏反应的人，常随身带自动注射器缓解过敏症状。一旦患者呼吸困难，自己又不能完成注射时，现场急救人员在征得患者同意后，可以帮助他使用（图35）。

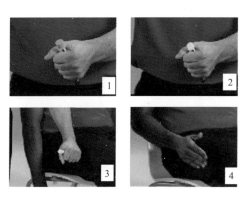

图35　自动注射器的使用程序

③ 带。患者出门要带药。特别是到野外出游或者进入特殊的工作场所时，曾经有过敏反应的人，必须带上医生开具的抗过敏药物。建议自制急救卡片，注明自己的基本情况和用药剂量，以及家人的通知方式，以备急需。

④ 送。对于已经发生呼吸困难或者出现过敏性休克的患者，在用药的同时，立即拨打急救电话120或999，去医院处理。等候救护车时，持续观察并安抚患者，以消除或减轻患者的恐惧心理。

需要注意的是，过敏反应常发生在先天免疫功能异常的人群中，而过敏体质的人发生过敏反应可能将伴随终生。因此，除了积极治疗外，饮食、出行都要格外注意，避免反复接触过敏原而导致过敏。

> **马老师急救小歌诀——过敏急救**
>
> 过敏反应来得快，对人生命有危害。
> 饮食注意过敏原，特殊环境应避免。
> 指导救命有法宝，卡片药物随身带。
> 急救记住逃帮带，呼叫安慰等医来。

突发哮喘

如何识别突发哮喘？

哮喘的发病机制尚不明了，凡是能引起呼吸道狭窄，气体难以进出呼吸道的因素，都可以导致发病。比如肺的爆震伤造成的肺损伤；化学物质吸入造成的气道狭窄；炎症或过敏引起的气道水肿等。这种气道狭窄具有可逆性。哮喘在城市的发病率高于农村，女性多于男性。

（1）引发哮喘的危险因素　引发哮喘的因素除了遗传因素之外就是环境因素了。环境因素中主要是空气中所含的一些致敏物质和某些特殊职业特殊环境。包括急性吸入性化学性肺炎、爆破性肺损伤、各种炎症和气道异物等。对反复发作咳嗽、喘息和过敏性鼻炎、特异性皮炎的患者，应该去医院检查是否是过敏体质。这类患者对螨虫、花粉、宠物毛发、霉菌等非常敏感，对坚果、牛奶、花生、海鲜类等食物及药物过敏等。

（2）哮喘的临床表现　哮喘的临床表现有：呼吸困难急促、鼻翼扇动，呼气延长并可听到哮鸣音，肋间隙和锁骨上窝凹陷。起初干咳，最后变为咳黏稠痰。因缺氧，可能会出现口唇、耳垂、甲床发绀。此外，患者还有鼻痒、大量水样鼻涕、荨麻疹、红斑、血管性水肿，还可发生出汗、皮肤潮红或发绀、心律失常和低血压等症状。此时，患者非常焦虑、恐慌，往往用肢体语言求救。

哮喘的现场应急救护原则是什么? 40

哮喘的现场应急救护原则是立即用药，尽快消除症状。

① 首先让患者坐下，保持呼吸道的通畅。

② 询问其是否有药，帮助患者使用平喘气雾剂来缓解症状。一般来说，轻微发作几分钟之内会自行缓解。

③ 安慰患者，观察病情的发展情况。

④ 出现心搏骤停，应立即做心肺复苏术。

⑤ 在以上的处理还不能缓解患者的症状时，如遇下列情况之一，请立即拨打急救电话。

- 第一次发作，没有带药或者服药无效。
- 说话困难。
- 患者呼吸、心搏停止。

马老师急救小歌诀——哮喘急救

哮喘发生原因多，呼吸困难话难说。

惊恐焦虑面改色，哮鸣音响伴干咳。

吸入药物有效果，出门带药安全多。

急救呼叫须并举，争取时间犹可活。

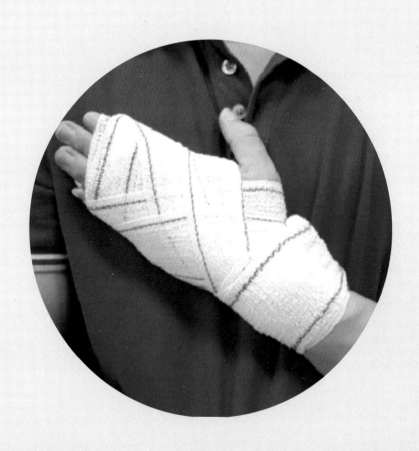

3 常见外伤的
　　急救方法

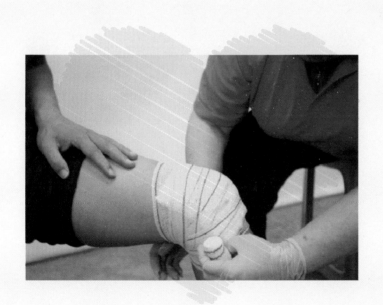

01 创伤救护的原则是什么？

在创伤发生后，现场救助的原则就是六个字：先救命、后治伤。

创伤的应急救护有四项技术，那就是止血、包扎、骨折固定和安全搬运。这正好是救助的程序。要求是止血要彻底，包扎要准确，固定要牢固，搬运要迅速、安全。当然，搬运本身就是一种创伤，所以，在没有经过严格培训或者对伤情不清楚的情况下，请不要随意搬动。

02 创伤应急救护的基本程序是什么？

创伤应急救护基本程序可简称为DRSCAB程序，具体如下：

- D（Danger）——危险评估。
- R（Response）——检查伤员反应。
- S（Shout）——大声呼叫并与伤病员交流，达到信任配合的目的。
- C（Compressions）——胸外心脏按压。
- A（Airway）——打开气道。
- B（Breathing）——人工呼吸。

进入现场要注意：观察要四看，检查要全面，防护要做好，救治才安全。这样才能保护自己、救助他人，做到科学救治、安全救治和智慧救治。

（1）观察要四看

一看现场是否安全。现场潜在的危险很多，环境不安全不建议盲目进入。如果贸然进入有危险的环境，可能会对救助者造成伤害。比如，现场是否有异常气味？有异常气味可能意味着有毒害物质泄漏。周围的建筑物是否稳固？不稳固的建筑物（尤其是在地震中）可能会倒塌，存在安全隐患。

漏电的现场电源有没有切断？如果没有切断而贸然进入的话，有可能会触电。车祸现场要检查汽车的手刹是否拉住，以免汽车溜车伤害到救助者。而受损的汽车如果流出汽油，现场只要有火星，就可能会发生爆炸等。

二看伤病者的受伤程度。评估伤者病情后后立即给急救中心打电话求救。

三看自己能力能否同时救助那么多伤患。没有能力时，应立即争取外援，在自己施救的同时请求他人拨打急救电话，并且请求拨打电话的那个人回来帮忙。这样的好处是，您可以知道他人是否通知了急救中心，做到心中有数。另外，现场救助要充分利用可用的人力和物力。无论从体力上还是技术上、精神安慰上，都需要更多的人来帮助。

四看急救证书。如果有急救员证书，最好让伤者看，取得对方信任后，伤者会主动配合救助，减少二次伤害。

（2）检查要全面　对伤病员进行处置的时候，要全面检查，保证不遗漏伤情，避免遗漏导致延误治疗或二次伤害。

（3）防护要做好　处理伤口、清洗衣物、处理血迹或污秽物时，注意保护自己免受感染，最好减少口对口的接触。防护用品采用手套、口罩。必要时也可用塑料袋作为手套。注意收集好伤病者的排泄物，送往医院或疾控中心做鉴定，指导诊治。

需要注意的是，及时动态检查伤病员的病情变化。重伤员每5分钟检查一次伤病员的意识、呼吸、脉搏、气道是否通畅。轻伤员每15分钟检查一次意识、呼吸、脉搏、气道是否通畅。发现变化，要随时进行现场急救。

如何在大的灾难伤害现场快速检伤分类？ 03

在大的灾难伤害现场，伤员数量多、伤情复杂、重危伤员多，急救技术力量与伤员的比例严重不足。怎样利用现场有限的人力、物力、时间，更大限度地提高伤者存活率，降低死亡率，快速检伤分类就是有效的方法之一。

（1）病理生理学转归分级法　分检伤员，原则上以伤病员在短时间内会有生命危险或可能失去固有的功能来判定。按照伤情的严重程度，将伤员分成不同等级，从严重到轻伤员依次为红色、黄色、绿色，黑色代表死亡。

① 红色伤员。属于一级急症，是最重的伤员。如果不在几分钟至几小时内采取措施，会走向黑色伤员。

② 黄色伤员。属于二级急症，伤情较红色伤员轻。如果不在6小时内采取措施，会走向红色伤员。

③ 绿色伤员。属于轻伤员，基本能自行离开。

④ 黑色伤员。即为死亡者。

（2）快速检伤分类（RPM）　在现场，对伤员进行快速检伤分类用的是RPM法，具体见表3。

表3　伤员快速检伤分类

四种活动	三项指标
行走	
呼吸	Respiration，呼吸30次/分，
循环	Perfusion，循环，2秒
意识	Mental Status，意识状态；CAN DO，能自主行动

① 检伤卡片。目前，国际上常用的检伤卡片如图36所示。分为正反两面。检查者要将伤员的受伤部位、受伤的情况（如骨折、皮损部位等）标记在卡片上的人体图中，便于接替者迅速做出判断进行急救。同时根据伤情，撕去下面的颜色条。就是说卡片最下方是什么颜色就是什么等级的伤员。比如，看到伤员身上的检伤卡片最下方是绿色的，就是绿色伤员。

② RPM的技术要求。对每一位伤病员的初步评估时间不超过60秒（最好在30秒内完成）。如果伤病员需要立即治疗，在转入医疗救护前，只纠正气道梗阻或控制严重的出血，不做心肺复苏。

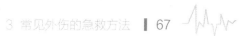

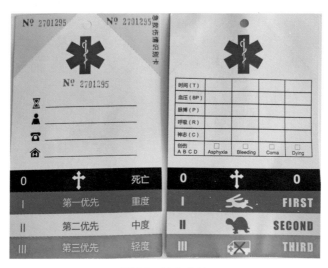

图36 检伤卡片

③ 分检伤员判断参考（图37）。

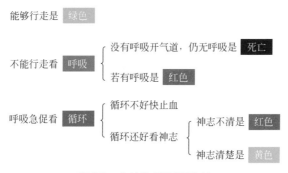

图37 分检伤员判断参考

④ 伤情判断举例见表4。

表4 伤情判断举例

伤员序号	呼吸频率/（次/分）	甲床再充盈试验/秒	意识状态	Triage颜色
1	25	>2	清醒	第二批运送
2	40	>2	无意识	第一批运送
3	无呼吸，开放气道后仍无呼吸	>2	无意识	放到临时搭建的停尸房

续表

伤员序号	呼吸频率/（次/分）	甲床再充盈试验/秒	意识状态	Triage颜色
4	25	1	意识清醒但不能行走	第二批运送
5	10	>2	意识不清醒	第一批运送
6	16	1	清醒，可行走	可以行走

注：红色伤员第一批运送，黄色伤员第二批运送，绿色伤员可以行走，黑色伤员列为死亡。除此之外，还要根据伤员伤情的变化进行动态评估。比如，黄色伤员可能随着时间的延长变为红色伤员，或者车辆足够，可以第一批送送。

轻伤员每15分钟检查一次意识、呼吸和血液循环（拇指按住指甲盖和指肚或趾甲盖及指肚2秒，观察2秒看看血液循环好不好）。

重伤员每5分钟检查一次意识、呼吸和血液循环变化。随时准备采取相应的急救措施。

04 现场如何对伤员进行检查？

（1）检查头部　用手轻摸头部，检查是否有出血、肿胀、骨折。看鼻孔、耳道内是否有血液或脑脊液流出，如有则可能为颅底骨折（图38）。

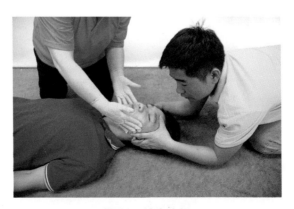

图38　检查头部

（2）检查颈部　伤者平卧，救护员用手固定住伤者的头部，保持不动。询问其颈部是否疼痛、看颈部生理弯曲是否存在，如果颈部已经贴在地面上，或者皮下有淤血，说明颈椎骨折。此时，固定头部的救助者就不可再移动了，等到专业医务人员前来救助。

（3）检查气管是否居中　见图39。

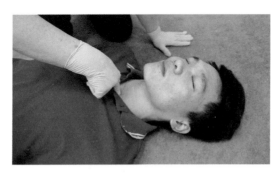

图39　检查气管是否居中

（4）检查胸部　观察胸部有无伤口、胸部的形状是否变化，用手轻轻挤压胸部，询问是否有疼痛，如有可以考虑肋骨骨折。

（5）检查背部　将手伸进伤者背部轻轻按压，观察局部有无疼痛（图40）。

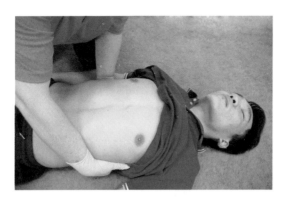

图40　检查背部

（6）检查腹部　观察有无伤口和内脏脱出。如果没有，按顺时针方向依次按压伤者的左下腹、右下腹、右上腹、左上腹检查（图41）。观察伤者是否疼痛，来判断伤病情。

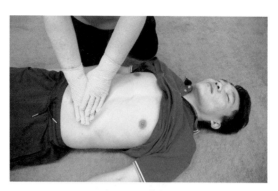

图41　检查腹部

（7）检查髋部　询问伤者骨盆处是否疼痛，专业人员可以轻轻挤压髋部来判断是否发生了骨折（图42）。

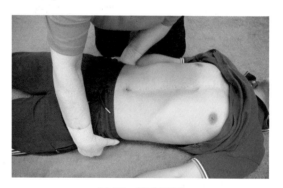

图42　检查髋部

（8）检查双腿　有无疼痛，有无感觉缺失，能否活动（图43）。

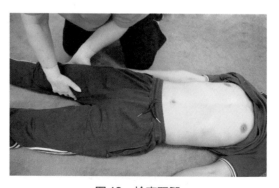

图43　检查双腿

（9）检查双上肢　有无疼痛，有无感觉缺失，能否活动
（图44）。

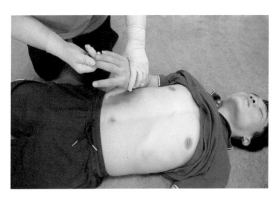

图44　检查双上肢

检查完毕后，根据救助者的能力，采取应急救护措施或
拨打急救电话，争取尽快获得医疗急救。

马老师急救小歌诀——分检伤员

大型灾难伤员多，合理救援可存活。
分检伤员要快速，尽快治疗更多活。

止血

05 创伤出血如何分类?

了解出血的
性质与后果

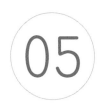

受伤之后就会有出血，血液是我们生命中不可缺少的物质，我们呼吸的氧气以及由消化道吸收的营养物质，都必须依靠血液运输才能到达全身各组织，供组织细胞利用。同时组织代谢产生的二氧化碳与其他废物也依赖血液运输到肺、肾等处，从而保证身体正常代谢的进行。另外，血液参与体液调节，保持内环境稳态，血液还有防御功能。一旦血液流失，这四种功能便大打折扣，生命将难以维持。

男士全部的血液占体重的7.5%，女士达到7.8%。如果一名重60千克的人，按照大约8%来算，只有4800毫升的血。其中，血液中的有效成分只有全血的45%，剩下都是载体即血浆。

按血管性质可分为动脉出血、静脉出血和毛细血管出血（图45）。

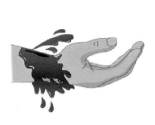
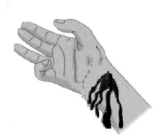
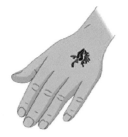

动脉出血　　　　　　　　静脉出血　　　　　　毛细血管出血

图45　按血管性质出血的结果不同

① 动脉出血为鲜红色的，呈喷射状。在单位时间里出血量很大，危险自然会很大。如果不及时有效地止血，伤者会在短时间内出现休克，严重威胁人的生命。

② 静脉出血为暗红色，涌出来的。因为含有二氧化碳。静脉出血可以通过压迫止血，但大静脉出血并不比小动脉出血对人体的危害轻。

③ 毛细血管出血为鲜红色，片状渗出，危险性小。如嘴唇黏膜破损出血、皮肤擦伤出血、牙龈出血等，危险性是比较小的。

血管破裂可导致外出血和内出血。外出血为血液流出到体表。内出血常为脏器出血，很难被发现。

还有一种是骨折导致的出血。其中，肋骨骨折会损失血液100 ~ 150毫升，肱骨骨折会损失血液200 ~ 500毫升，骨盆骨折会损失血液1500 ~ 2000毫升，股骨骨折会损失血液800 ~ 1200毫升，胫腓骨骨折会损失血液600毫升（图46）。

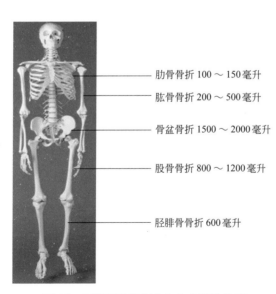

肋骨骨折 100 ~ 150毫升

肱骨骨折 200 ~ 500毫升

骨盆骨折 1500 ~ 2000毫升

股骨骨折 800 ~ 1200毫升

胫腓骨骨折 600毫升

图46　骨折导致的出血与失血量的关系

出血的后果有哪些?

① 出血量小于总血量的5%，即200 ~ 400毫升时，血液可以自动代偿。

② 如果一次失血量超过总血量的20%，即大于1000毫升时，人会出现面色苍白、呼吸急促、心慌、头晕、心率加快、肢体湿冷等甚至休克等症状。

③ 出血量大于总血量的40%，即2000毫升以上时，则会休克，甚至死亡。

> **马老师急救小歌诀——出血的危害**
>
> 人的血液有限量，维持生命当属强。
> 无论出血何性质，失血过多会死亡。
> 献血失血量不大，不用紧张可代偿。
> 一旦出血量太大，立即止血没商量。

有效止血的关键词是什么?

有效止血的关键词是"快、轻、准、美、牢"。
- 快——暴露伤口要快。
- 轻——操作动作要轻。
- 准——部位与方法要准。
- 美——效果要美观。
- 牢——牢固、切实有效。

止血的方法有哪些? 08

在止血之前，救助者首先要保护好自己，免受感染。最好把伤者置于适当卧姿，尽量把出血部位的肢体抬起来，使肢体高于心脏，减缓出血。

受伤了该怎么
立即止血?

① 直接压迫止血用于外出血。外出血是可直视到的出血，很快会被发现，使用直接压迫止血的方法可达到止血目的。直接压迫止血法的原则是先盖后包。

● 先盖后包。尽量不要用手直接按压伤口，最好用干净的敷料覆盖伤口。如果现场没有敷料，可以用干净的衣服、棉织品或者卫生巾来代替。伤口无大的异物时，将敷料盖于伤口之上，用力按压来达到压迫止血的目的。如果出血持续，再加更多的敷料，用更大的力量压迫，直至医护人员到达（图47）。

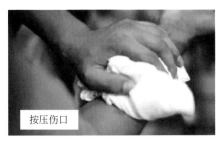

按压伤口

图47 外出血的直接压迫止血法

● 做好自我防护。给他人按压止血时，救助者应戴上不透水的手套或用塑料布覆盖在敷料之上，以此保护救助者，免受血液传播性疾病的感染。

● 直接按压止血法是临时措施。尽管直接按压止血方法非常方便，但它只是一个临时措施。

② 间接压迫止血是异物插入时使用的止血方法。

● 异物插入人体，绝对不能将异物拔出。异物插在身体里，本身相当于压迫止血，一旦将异物拔出，动脉血管会收缩，导致大量出血，难以止血。可借助绷带、三角巾、棉织品等大量敷料围在异物周围做固定（图48），以达到止血的目的。

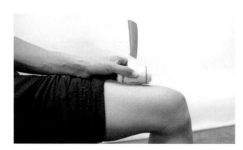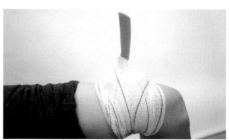

图48　间接压迫止血

● 处理完后不可随意移动伤员。这样的伤员不可轻易搬动，以免在搬动时，因肌肉的抽动而导致异物多次移动损伤。

● 呼叫急救中心，请急救医师来处理。

09　内出血如何止血？

伤者短时间内可因内出血休克导致死亡。专业人员在不具备手术条件的情况下都难以止血，现场更无法止血，死亡率高。造成内出血的原因有很多，如创伤、坠落伤、击打伤、腹部锐器伤或钝器伤，都可能导致内出血。

部分内出血的患者检查时可见局部压痛、瘀斑、血管丰富器官的体表衣物压痕、腹部僵硬、血性呕吐物、便血、尿血，及无明显原因的休克。

处理原则如下。

● 抬高下肢。保证心、肝、脑、肾等重要器官不缺血。颅内出血禁止抬高下肢！

● 解开衣领。保证呼吸道通畅。

● 注意保暖。

● 拨打急救电话，请急救医师介入。

头皮出血如何止血? ⑩

头皮分为5层：表皮、真皮、皮下组织、帽状腱膜、骨膜（颅骨膜）。其中皮层含有丰富的血管，因此外伤时出血多，但愈后较快。

头皮比较疏松，血管丰富，损伤后可引起广泛的头皮下出血，出现血肿。血肿较小者，局限在直接受损部位，触压无明显痛感。血肿的大小在成人和儿童之间是有区别的，看似同样大小的头皮血肿，对成人可能影响不大，但儿童对失血耐受力差，少量出血即可引起休克或贫血。

现场急救原则如下。

● 让伤者保持舒适的体位休息，冷敷伤口。

● 冷敷时间为20分钟，停10分钟后再冷敷，交替进行。

● 如果患者出现意识障碍、嗜睡、呕吐等症状，或者患者从高于自己身高2倍的高处坠落，请立即拨打急救电话。

马老师急救小歌诀——出血急救

处理原则要记牢，必须快轻准美牢。

止血方法要效果，选择正确才牢靠。

直接压迫最有效，用力压、厚敷料。

异物插入不能拔，间接压迫可确保。

如何正确使用止血带? ⑪

伤员肢体完全断裂造成的出血，使用专业止血带（非乳胶管或代用品）是有效的止血手段。但是使用不当容易造成挤压综合征。使用止血带止血后，因肌肉组织严重受压导致局部缺血，造成肌肉大量坏死，出现肢体肿胀，并伴有肌红蛋白尿和肾损伤的病症就叫做挤压综合征。

一般来说，大于1小时的持续性压力可以形成挤压综合征。此时如果不能立即医疗处理，严重的可直接威胁人的生命，挤压综合征常常是地震中死亡的原因之一。

过去强调，使用了止血带止血，为了避免远端肢体缺血时间过长造成更大的损害，要求上肢上止血带后40～50分钟松解一次，下肢50～60分钟要松解一次。但现在发现，松解止血带时因压力太大，反而会造成更大的、喷射状的出血，会在短时间内失血量过大后导致休克甚至死亡。所以，上了止血带就不能再松开，一直到医院处理。

12 应用填塞止血法应注意什么?

填塞止血法一般用于弹道伤止血。弹道伤的特点是进口小，子弹进入人体后，遇到不同密度的组织，在体内旋转，弹道损伤范围大小无法判断。如果用棉织品将伤口塞实以止血，易造成更大损伤和破伤风、气性坏疽感染，故不提倡。

马老师急救小歌诀——正确选择止血方法
止血带、虽有效，现场急救别用了。
挤压综合征威胁，直接按压更有效。
填塞止血致感染，此法已经不用了。
止血选择正确法，后遗症少更有效。

包扎

哪些损伤需要进行包扎?

13

受伤后常有皮肤破损（图49）。对于这些损伤应合理地进行包扎。

包扎的要点

① 包扎的目的。压迫止血、保护伤口、免受污染、固定敷料和夹板。

② 包扎采用的材料。绷带、三角巾、干净的棉织品、卫生巾等就地取材的物品。

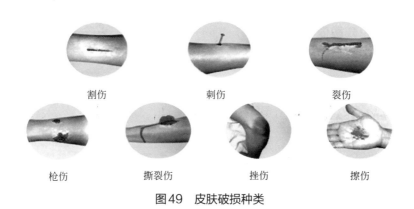

割伤　　　　　刺伤　　　　　裂伤

枪伤　　　撕裂伤　　　挫伤　　　擦伤

图49　皮肤破损种类

哪些损伤可以在包扎前进行冲洗?

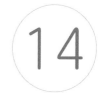

14

浅层伤口及擦伤要用大量暖的或常温的饮用水彻底冲洗，可用或不用肥皂，直至伤口没有异物再进行包扎。

15 擦伤如何处理？

擦伤是几乎每个人都有过的损伤，特别是夏天穿着较少时，更易发生。擦伤是最轻的一种损伤，仅仅伤及皮肤表层，可见表皮有少许出血点、渗血和擦痕（图50）。

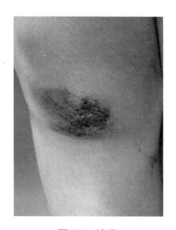

图50 擦伤

处理原则是用肥皂水、清水冲洗伤口后，局部粘贴创可贴或干净的棉织品包扎即可。夏天可采用暴露疗法，不少人并没有进行处理伤口也自然愈合了。

16 需要缝合的伤口如何处理？

曾经有位老大爷，晚上起夜，起床的动作太快了，老大爷头晕站不稳，随即向后仰倒下，脑后磕在桌角上，头皮撕开一个大口子，鲜血直流。老伴听到大爷的呼叫，立刻取来了止血药，把一小瓶的药都撒在伤口里。包扎好伤口，送到医院。医师看了之后，严厉地说："谁让你这样干的！这是需要缝合的伤口，头皮有5层，上面布满了密密麻麻的血管，处理起来已经非常难了。你往伤口里面撒了这么多药，我必须彻底清洗才能缝合的。这不仅增加了手术的难度，还给伤员造成了更多的伤害啊！如果你不往伤口撒药，只是包扎止血的话，伤口里就没有其他异物，处理起来简便、损伤小。"

需要缝合的伤口（图51）处理原则是不冲洗、不上药、包扎好，送医院。

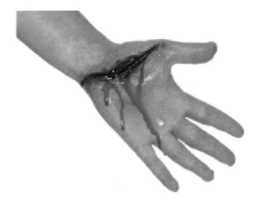

图51　需要缝合的伤口

● 不冲洗。需要缝合的伤口，无论伤口中有多脏，现场处理绝对不能冲洗。因为在现场处理冲洗的液体是低渗液体，会导致伤口周围组织水肿，在缝合伤口时，无法系缝合线，一系就豁开，导致处理无效。

● 不上药。无论伤口出血的情况怎样，也必须是在伤口上盖上敷料，加压包扎后送医院由医师处理。如果在伤口内撒上各种止血剂，医师在缝合伤口之前，必须将撒在伤口内的药物清洗干净，否则不能缝合。这样的话，不仅造成处理的困难，还会给伤员造成更大的损伤。

● 包扎好。根据不同的伤口情况，采取不同的包扎方法。以达到止血、保护伤口的目的。

● 送医院。需要缝合的伤口，现场处理仅仅为止血、保护好伤口。这样的伤口需要立即医师介入，所以，简单处理后，立即送医院。

17 如何检查包扎后远端血液循环?

　　包扎好伤口之后,要检查远端肢体的血液循环情况。如果压迫指甲2秒后,血液回流超过2秒,视为血液循环不良,说明包扎过紧,需要调整松紧度。天黑或者伤员染了指甲无法直视判断时,可以询问伤者远端指头/趾头凉不凉,麻不麻,跳不跳? 即远端趾头/指头尖有没有发凉,或者感觉发麻,抑或血管跳动? 以此来判断包扎力度是否合理(图52)。

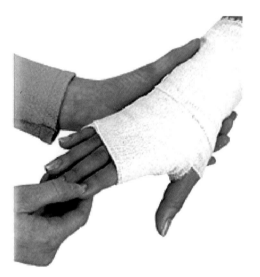

图52　检查远端血液循环方法

马老师急救小歌诀——正确包扎

缠绕若干圈,固定在外边。
包扎完毕后,别忘查循环。

如何进行绷带包扎？

绷带包扎在现场急救中是非常方便适用的止血方法。包扎之前先用棉织品做成敷料盖在创面上，然后再包扎。

跟我学习
绷带包扎

绷带卷缠绕的方向为由远至近（从远心端向近心端）、由里至外（由内侧向外侧）。绷带卷以卷在上、在肢体上滚动，其力度均匀一致还不容易掉卷为原则。

包扎完毕后，将多余的绷带卷固定在肢体的外侧。下肢的外侧是小脚趾侧、上肢的外侧是拇指侧。包扎有效力度是否合适，以包扎部位无活动性出血，远端动脉可以触及搏动为准。

绷带包扎的方法有环形包扎、螺旋包扎、8字包扎、回返式包扎。

（1）环形包扎　用于粗细相等部位的包扎，也是所有包扎方法开始时固定敷料的方法（图53）。

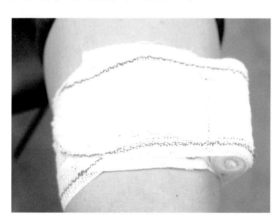

图53　绷带环形包扎

马老师急救小歌诀——环形包扎
先把敷料盖上面，绷带缠绕同心圆。
最后打结在外边，包扎完毕查循环。

（2）螺旋包扎　用于粗细不等部位的包扎（图54）。

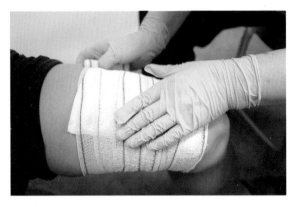

(a)

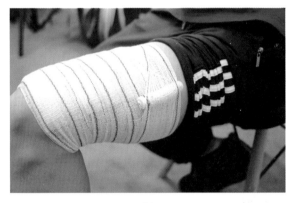

(b)

图54　绷带螺旋包扎

马老师急救小歌诀——绷带螺旋包扎

环形包扎须两圈，螺旋缠绕若干圈，
覆盖上圈的一半，包扎完毕查循环。

（3）8字包扎　用于肢体上大关节的包扎。如上肢的肩
关节、肘关节、腕关节，下肢的髋关节、膝关节、踝关节
（图55）。

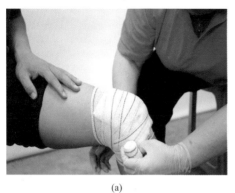

(a)

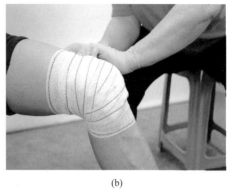

(b)

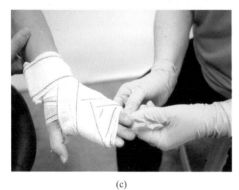

(c)

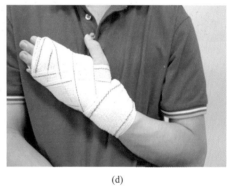

(d)

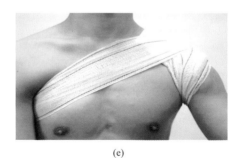

(e)

图55　绷带8字包扎

马老师急救小歌诀——绷带8字包扎

关节之处绕两圈，下一圈、上一圈，

逐渐分两边，交叉在拐弯，固定在外边。

包扎完毕后，不忘查循环。

（4）回返式包扎　用于肢体断端或者头顶部的损伤（图56）。

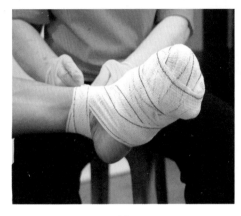
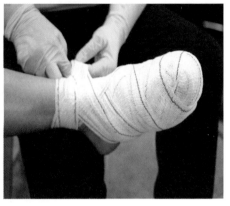

(a)　　　　　　　　　　　　　　　　(b)

图56　绷带回返式包扎

马老师急救小歌诀——绷带回返式包扎

环形两圈，回返若干。

螺旋固定，结放外边。

包扎完毕，不查循环。

（此时远端血液循环中断才证明包扎有效）

19　如何进行三角巾包扎?

跟我学习
三角巾包扎

现场包扎还可用三角巾包扎法。

（1）平结打结法　三角巾包扎后，打结时最好打平结。因其结实，伤员难以解开，但救助者可以在不移动伤员的情况下，轻易将其打开。由于打开结比较方便且不移动伤处，保证在解开时不造成二次伤害（图57）。

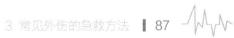

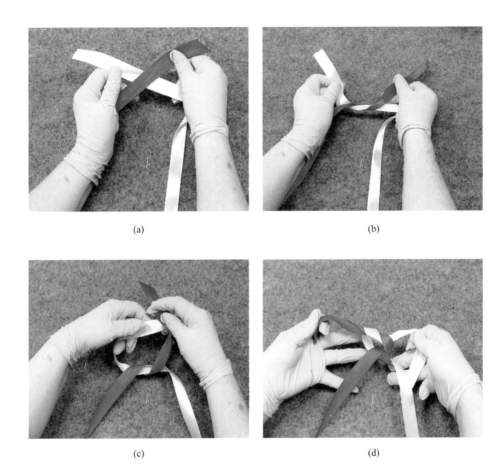

(a)

(b)

(c)

(d)

图57 平结打结法

马老师急救小歌诀——三角巾平结打结

左压右、右压左，打个平结好处多。

平面放在肢体上，美观舒适还不硌。

U形两边一拉开，平结自然就打开。

小小平结真神奇，包含急救和娱乐。

（2）三角巾原型包扎

① 头顶帽式包扎。用在头顶部皮肤破损（见图58）。

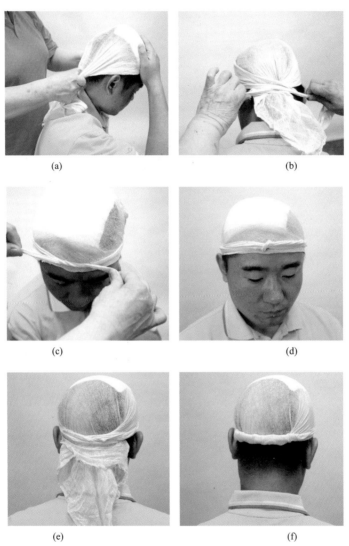

图58 三角巾头顶帽式包扎

马老师急救小歌诀——三角巾头顶帽式包扎

压住眉弓向后拉，脑勺下面打交叉，

额头正中把结打，露出耳朵塞尾巴。

② 胸部、腹部一般包扎。用于胸部、腹部皮肤破损的
包扎（图59，图60）。

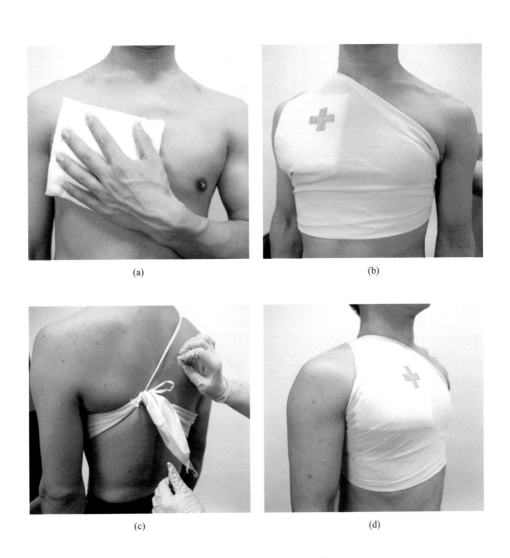

(a)

(b)

(c)

(d)

图59　胸部三角巾一般包扎

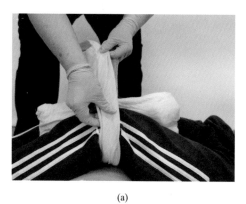

(a)

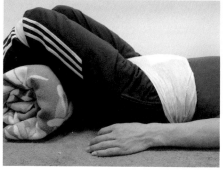

(b)

图60 腹部三角巾一般包扎

马老师急救小歌诀——三角巾胸腹包扎

腰间一道向上翻,包住胸背很方便。
向下一兜包臀腹,操作不难很简单。

③ 三角巾8字包扎。用于肢体大关节处(图61)。

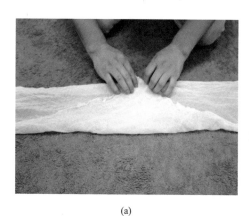

(a)

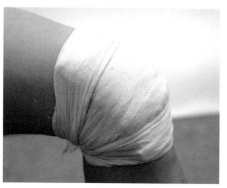

(b)

图61 三角巾膝关节8字包扎

马老师急救小歌诀——三角巾8字包扎

斜放关节上,交叉在后方。
上下压两边,打结在一旁。

④ 三角巾踝关节带式固定。用于踝关节的固定（图62）。

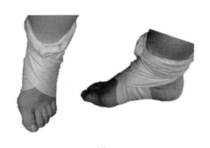

(a)

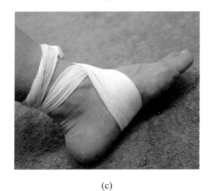

(b)

(c)

图62 三角巾踝关节带式固定

马老师急救小歌诀——三角巾踝关节带式固定

兜住脚心向上拉，脚面8字来交叉，
踝关节处绕一圈，两踝中间把结打。

⑤ 肘关节脱臼固定方法。肘关节不能弯曲，上肢固定时应该保持功能位，即肘关节呈屈曲状态。肘关节呈屈曲状态可以保证肘关节的生理功能，如吃饭动作、写字动作均需肘关节处在屈曲状态才能完成。若肘关节因长时间固定后不能自由伸屈，会影响到伤者的生理功能，如不能吃饭、不能写字等。或者肘关节脱臼损伤时，肘关节无法弯曲。如果硬要弯曲肘关节的话，会造成二次伤害（图63）。

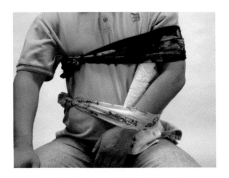

图63　肘关节脱臼固定方法

马老师急救小歌诀——肘关节脱臼固定

肘关节、不能弯，固定腋下要加垫。
前臂上臂先后捆，打结健侧腋前线。

20 没有绷带和三角巾，如何包扎？

就地取材包扎固定

在突发事故的现场，很少找得到制式的绷带或者三角巾来进行包扎或者固定。我们在现场可以利用一切可以利用的物品来进行包扎固定。现场可用的物品如纱巾、围巾、衣服、撕开的床单等。

（1）纱巾头顶帽式包扎（图64）

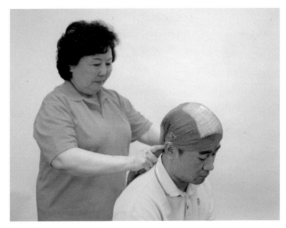

(a)

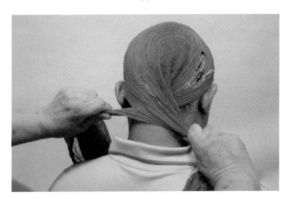

(b)

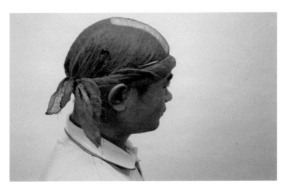

(c)

图64　纱巾头顶帽式包扎

（2）绷带头顶帽式包扎（图65）

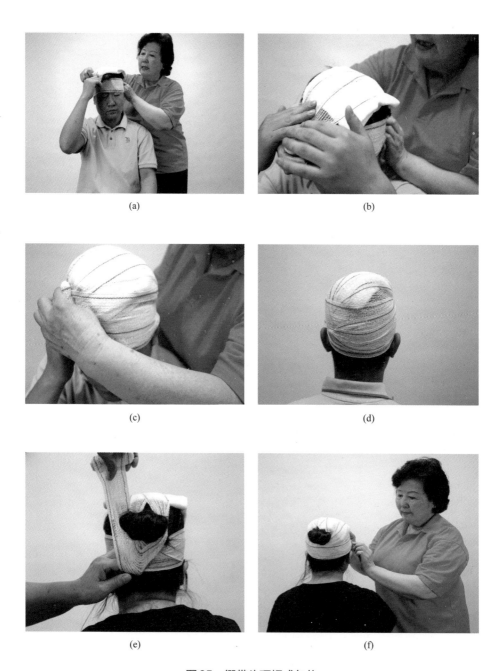

图65　绷带头顶帽式包扎

（3）纱巾三角悬臂带固定（图66）

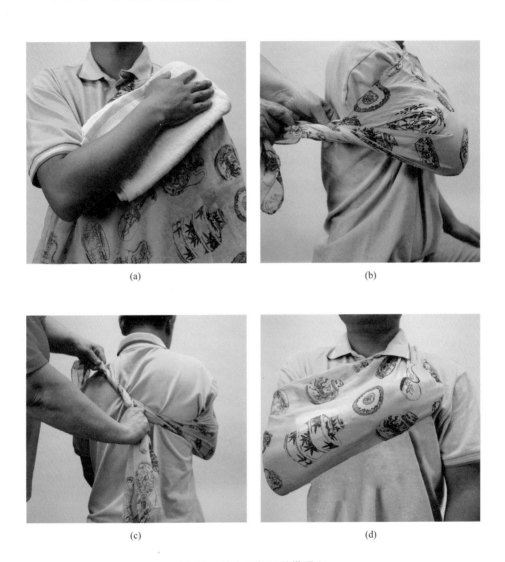

(a)

(b)

(c)

(d)

图66　纱巾三角悬臂带固定

（4）用衣服进行胸部包扎（图67）

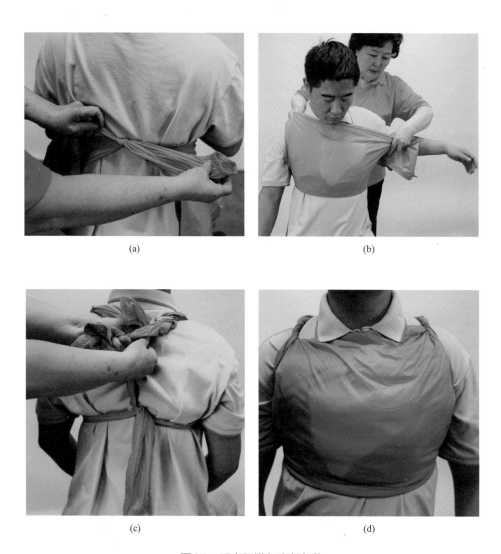

(a)

(b)

(c)

(d)

图67　用衣服进行胸部包扎

（5）用纱巾进行胸部包扎（图68）

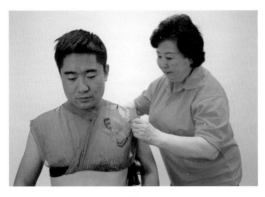

(a)

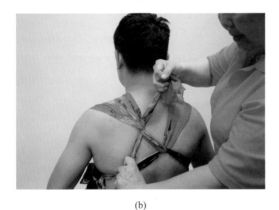

(b)

图68　用纱巾进行胸部包扎

什么是现场急救的"七不"原则？　21

① 不用手摸伤口。直接摸伤口容易感染。

② 不用水冲洗开放性骨折伤口，化学磷烧伤除外。如果冲洗开放性骨折伤口，会将脏东西带入伤口内，导致骨髓炎。磷颗粒在空气中可以自燃，在伤口中是向下燃烧。故救助者要保护好自己，用湿毛巾盖在伤口之上，阻断空气，阻

止其燃烧。

③ 不要在需要缝合的伤口上涂抹任何药物，这样会增加手术难度，增加伤员痛苦。

④ 不取出伤口中的异物。异物插入身体内，一旦拔出，会造成更大出血，难以止血。

⑤ 不塞回脱出的内脏。

⑥ 不轻易确定死亡而停止抢救。

⑦ 不轻易搬动伤员。

> **马老师急救小歌诀——现场急救"七不"原则**
>
> 七不原则是法宝，现场急救做指导。
> 减少二次之伤害，各个环节要记牢。

交通事故伤

交通事故伤中有哪些类型的损伤？

22

乘车的危险

交通事故造成的损伤是多发伤，即同一时间、同一致伤因素导致人体两个及以上的解剖部位组织脏器损伤严重。因其易漏诊，死亡率极高。

车祸导致的损伤是一系列的碰撞导致的。汽车与障碍物之间的碰撞导致人体与汽车内部进行碰撞，与此同时，人体的内脏也会与突然停下来的人体外部框架相撞。

车祸导致的损伤是多发伤，这里仅介绍几种常见损伤。

① 头颈部损伤。颈椎损伤、颌面部外伤、气管损伤。

② 胸部损伤。肋骨骨折、胸骨骨折、气胸、血胸、连枷胸、心肌损伤、心包填塞。

③ 腹部损伤。肝破裂、脾破裂、肠管脱出。

交通事故伤中方向盘伤有哪些？

23

（1）胸主动脉断裂　车祸发生时，方向盘挤压伤员的胸部导致胸主动脉断裂。伤员当场死亡（图69）。

（2）开放性气胸　车祸发生时，方向盘挤压导致胸部开放性气胸。此时，胸膜腔破损，随着空气的进入逐渐压迫肺脏，导致肺脏无法进行气体交换，严重影响伤者生命。更危险的是纵隔摆动，死亡率很高（图70）。

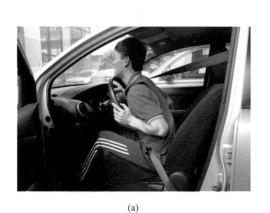

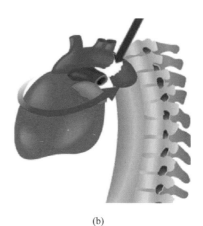

(a)   (b)

图69 方向盘伤导致胸主动脉断裂

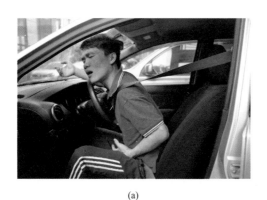

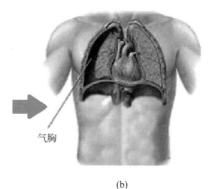

气胸

(a)   (b)

图70 开放性气胸导致纵隔摆动

（3）连枷胸 方向盘伤导致连枷胸，连枷胸是胸部被撞击后，多处肋骨骨折后胸壁浮动的一种严重的闭合性胸外伤。伤者出现急性呼吸窘迫综合征可引起纵隔摆动，致死率极高。

连枷胸的现场处理：帮助伤者坐下，立即用胸部护板固定胸壁，纠正反常呼吸运动，尽快送医院（图71）。

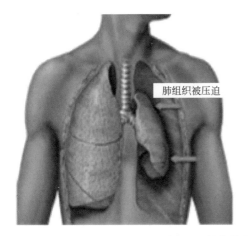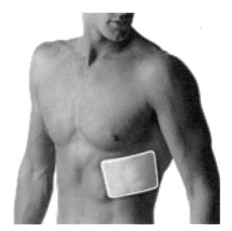

肺组织被压迫

图71　连枷胸胸部护板固定

（4）腹部脏器损伤　包括肝、脾、肠、肾等损伤。

① 膈疝。膈疝是内疝的一种，系腹腔内或腹膜后脏器或组织通过横膈（如创伤裂口）进入胸腔内而形成膈疝。膈疝严重影响呼吸与心跳，肠管因膈肌收缩而管腔狭窄，甚至肠梗阻。这些都是导致伤员休克死亡的原因。

膈疝发生后，在现场无法救助，必须医师尽快介入，需立即呼叫急救中心。

② 肠管脱出。肠管脱出是指因腹部受撞击后，肠管脱出于腹壁之外。此时，腹壁肌肉猛烈收缩挤住肠管，伤口紧缩导致肠管不通，肠管水肿、肠梗阻。同时，伤口处因腹肌的收缩起到压迫止血的作用，局部出血少。

（5）骨盆骨折　骨盆骨折是一种严重外伤,多由直接暴力骨盆挤压所致。多见于交通事故、塌方和火器伤等，半数以上有合并症，会有肠管、子宫、膀胱、输尿管的损伤、创伤性失血性休克等，救治不当有很高的死亡率。

（6）甩鞭子损伤　甩鞭子损伤即颈椎骨折（见图72）。

脊柱由33块椎骨（颈椎7块，胸椎12块，腰椎5块，骶骨、尾骨共9块）借韧带、关节及椎间盘连接而成。33块骨组成了22节。每节都有不同的神经来负责人体不同平

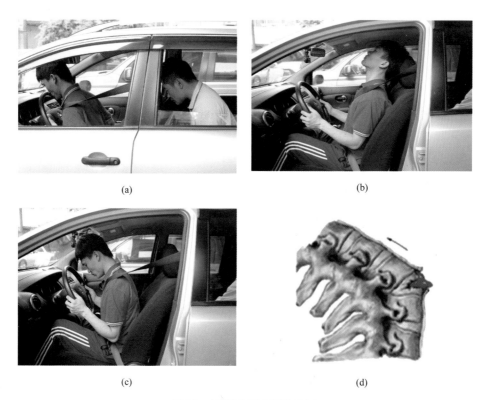

(a)　　　　　　　　　(b)

(c)　　　　　　　　　(d)

图72　甩鞭子导致颈椎骨折

面的感觉与运动。脊柱还有4个生理弯曲，即颈、背、腰、臀。一旦创伤发生，某个生理弯曲发生了改变，就要怀疑改变部位的脊柱骨折了。此时，脊柱保护脊髓的强度大大降低，如果没有良好的固定，就会导致脊髓损伤，造成终身瘫痪。

怀疑颈椎骨折的，要限制颈部的活动，避免颈部做点头、歪头和扭头的动作，以免脊髓损伤导致终身瘫痪或当场死亡。同样，胸椎骨折后，也不能做弯腰、扭腰、侧弯的动作，这些动作会导致瘫痪。

（7）颅骨骨折。

（8）头部摔伤伴意识障碍。

如何识别开放性气胸？现场如何急救？ 24

检查所见：患者胸部皮肤破损处有粉红色气泡冒出，并发出"嘶嘶"气流进出胸膜腔的声音。伤者气管偏向健侧，呼吸困难。

开放性气胸发生时的现场急救原则：立即帮助伤者坐下并向伤侧倾斜，保持呼吸道通畅。2015年AHA指南中指出的急救人员救治有胸部开放性伤口的患者时，可以保持伤口敞开。如果需要用敷料和直接按压来止血，要注意确保敷料被血浸透后不会无意间成为封闭性敷料，现场急救员对伤口处可以不进行处理，应立即呼叫120（图73）。

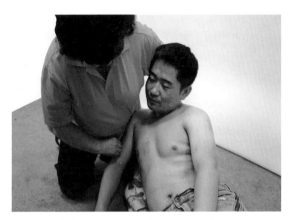

图73 开放性气胸现场处理方式

肠管脱出现场如何急救？ 25

现场处理原则：不可将脱出的肠管塞回腹腔，腹壁伤口处压力减少出血加剧。强行将肠管塞入腹腔，会导致肠管破损或肠系带损伤。

正确的处理方法：首先是不将脱出的肠管还纳入腹

腔，以免扩大污染范围，增加手术困难；其次是避免肠管干燥导致局部坏死，可用干净的保鲜膜覆盖脱出的肠管，避免肠管被挤压，在最外面找相应大的容器盖在脱出的肠管上。双膝下垫垫，减轻腹部压力，减少疼痛，软担架运送（图74，图75）。

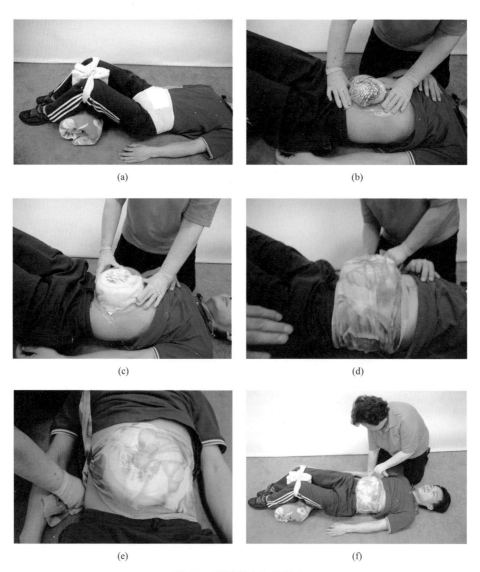

图74　肠管脱出急救程序

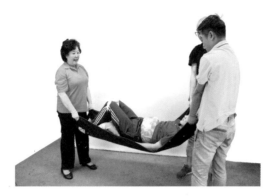

图75　屈膝，膝下垫垫，软担架运送

如何识别骨盆骨折？现场如何急救？

26

　　骨盆骨折的临床特点是伤者有过严重的骨盆外伤史，创伤后常漏诊、出血凶险、不易止血，腹部疼痛范围广，活动下肢或坐位时疼痛加剧。并发症多：尿道损伤（排尿困难或尿道口溢血）、膀胱损伤、腹后壁出血、直肠损伤后造成腹膜炎。

骨盆骨折
怎么办？

　　骨盆骨折现场急救原则：帮助患者仰卧。如果想感觉更舒适可帮助伤员稍微弯曲膝盖，并用垫子，如坐垫或折叠的服装，支撑抬高10厘米。在膝盖骨和脚踝之间放置垫子用折叠的三角巾将双腿固定在一起（膝、踝）。如果会增加疼痛，就不要将伤者的双腿包扎在一起。拨打120急救电话，监测并记录生命体征。

如何识别交通事故颈椎骨折？
现场如何急救？

以下发生交通事故的伤员应怀疑脊髓损伤：
- 年龄在65岁以上者。
- 司机、乘客、行人、摩托车或自行车相撞。
- 从高于身体以上的高度坠落。
- 四肢麻木。
- 颈部或背部疼痛。
- 躯干及上肢的感觉消失或肌肉无力。
- 不完全清醒或极其兴奋。
- 其他的疼痛性损伤，尤其是头部和颈部。

你在现场可以做什么？由于有越来越多的证据显示颈托有害，而没有可靠证据证明其明显的益处，故不建议急救人员使用颈托。使用颈托不属于急救技能。急救人员若怀疑患者有脊柱损伤，应使伤者尽量保持静止不动，等待专业医护人员到来。

① 放警示牌。
② 打急救电话。

你在现场不能做什么？现场禁止随意搬动伤员，特别是4人搬运。正确的方法是由专业人员严格合作，用颈托、头部固定器确保固定后，5～6人合作将伤者移到脊柱板上，或者用铲式担架将伤者送上救护车，交由医师处理。

颅骨骨折后如果发生了脑组织膨出
现场如何急救？

一旦发现脑组织膨出，处理方法同肠管脱出，应立即保持头高体位，应急救护原则是保护膨出的脑组织不被挤压，呼叫急救中心送往医院进行处理（图76）。

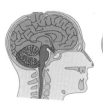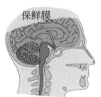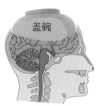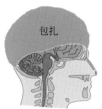

保鲜膜　　　盖碗　　　包扎

图76　颅骨骨折脑组织膨出的处理原则

头部摔伤伴意识障碍现场如何急救？

现场急救的原则如下。

● 不能摇晃伤员，以免造成颅内出血者更多地出血。

● 及时送往医院。

● 即便意识清醒，没有明显脑震荡症状，也要留院观察至少24小时。

马老师急救小歌诀——交通事故急救
交通事故多发伤，方向盘致胸部伤。
甩鞭子、颈椎伤，防止瘫痪不要晃。
肠管脱出很危险，骨盆骨折属重伤。
现场急救处理难，快叫医生来现场。

骨折

30 骨折有哪些类型?

骨折是骨的连续性和完整性遭到了破坏，导致骨的完全断裂或者部分断裂。如果现场能正确处理，安全送往医院进行治疗，一般不影响美观和功能。如果现场处理不当，很可能会导致二次损伤，影响功能恢复，甚至畸形。

现场急救的前提是要进行正确的判断。骨折的临床症状有：外伤之后局部疼痛、肿胀、畸形、功能障碍。只要具备以上症状，应怀疑发生了骨折，如果检查出骨擦音可以确定发生了骨折。骨擦音的检查非常专业，非专业人员进行这种操作，很容易造成二次伤害，对于非医务专业人员检查骨擦音的动作必须禁止。

对于外伤的伤员，要注意是否发生了骨折。现场按骨折来处理，可做到万无一失。

发生骨折之后，离医院较近的，保持骨折处不移动，呼叫急救中心尽快获得医疗救治。离医院较远的，需要自行送往医院的，可在简单的固定后，送往医院。运送时，要避免颠簸加重伤情。

骨折有以下几种类型（图77），其中开放性骨折、复杂性骨折、粉碎性骨折和凹陷性骨折最严重。在处理这些骨折的时候要非常小心。

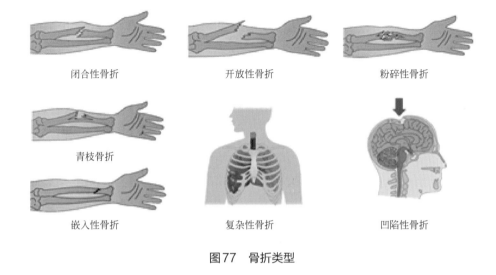

图77　骨折类型

骨折现场如何急救？ ㉛

① 冷静。救助者必须保持冷静，以免手忙脚乱导致二次损伤。救助者面部紧张的表情会使伤员更加恐惧而不配合处理。

② 制动。骨折后，肌肉收缩、肢体变形缩短，处于不稳定状态。骨折断端随意活动是造成骨折周围组织损伤的直接原因。此时，最容易导致二次伤害加重伤情。因此必须制动。拨打急救电话，尽早医疗介入。

③ 固定。不改变伤肢形状进行固定，固定伤处可以减轻疼痛和二次损伤。

32 骨折固定的方法有哪些?

上肢骨折固定

（1）大悬臂带固定　用于前臂外伤、骨折处理（图78）。

（2）三角悬臂带固定　用于锁骨骨折、掌骨骨折的固定方法（图79）。

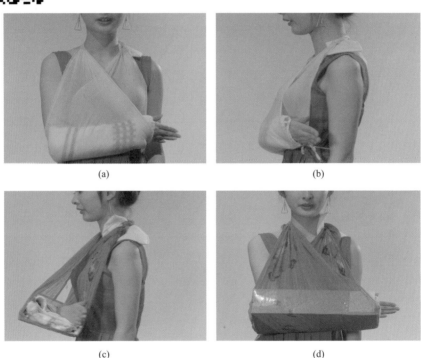

图78　大悬臂带固定

马老师急救小歌诀——大悬臂带固定

顶角放在肘外边，底角打结健侧肩。

吊在胸前九十度，固定完毕查循环。

马老师急救小歌诀——三角悬臂带固定

侧边平放前臂上，顶角放在肘侧旁，
底边包绕全前臂，底角打结在肩上。
包扎固定完毕后，检查循环不能忘。

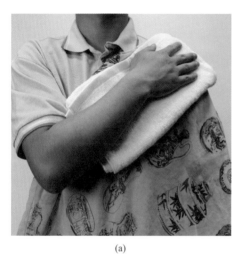

(a)

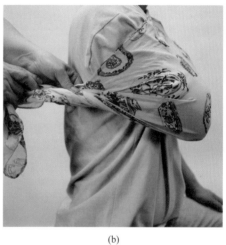

(b)

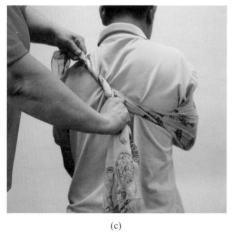

(c)

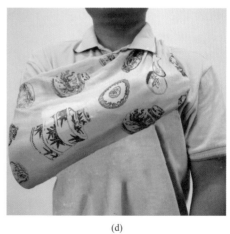

(d)

图79　三角悬臂带固定

（3）小悬臂带固定　用于上臂骨折及外伤（图80）。

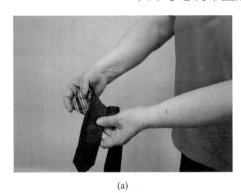

(a)

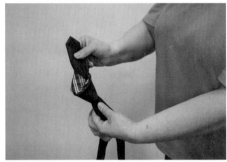

(b)

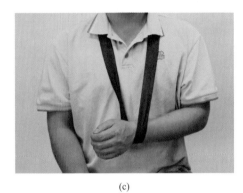

(c)

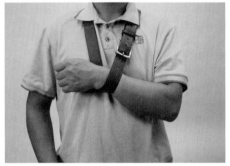

(d)

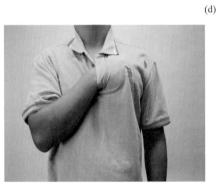

(e)

图80　小悬臂带固定

马老师急救小歌诀——小悬臂带固定

上臂骨折要制动，小悬臂带吊前胸。

没有带子咋固定，伤手插入衣缝中。

（4）下肢骨折现场处理　下肢骨折的处理比较复杂，最好保持骨折时肢体的状态，加软垫让伤员感到舒适，等待救援（图81）。

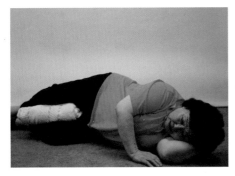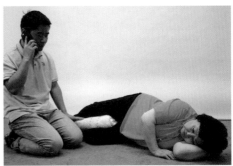

图81　下肢骨折现场处理

如何正确搬运伤员? 33

搬运本身就是一种创伤，而不正确的搬运不仅可能造成二次伤害，还可能造成固有功能丧失或者死亡。所以，不建议非专业医务人员随意搬运伤者。如果需要立即搬运，比如交通事故、火灾、坍塌等事件，必须将伤员移到安全地带进行处置，不要影响交通或者在路中间施救，但应由经过急救培训的现场急救员或者在医师指导下搬运。

（1）单人搬运

● 适用范围：适用于轻伤员。

● 常用方法：爬行法、掮法、背负法、抱持法、条带抱运法、拖行法。

① 爬行法搬运。此法适用于火灾中昏迷者的搬运（图82）。在浓烟密布的火灾现场，或充满一氧化碳的房间内，救护人员发现被浓烟及有害气体熏倒的伤者后，应迅速用拧干的湿毛巾捂住口鼻保护好自己，然后，取出急救物品，弯

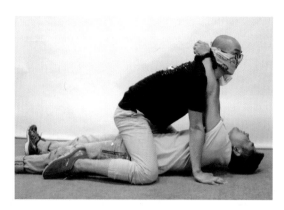

图82 爬行法搬运

腰探路，匍匐前进。找到昏迷者后，骑跨在昏迷者的腰部两侧，将昏迷者的双手捆在一起。救助者将头从昏迷者被捆好的双手中间穿出，抬起头来，使昏迷者臀部着地，利用爬行法迅速携伤病者逃离灾难现场。这种搬运方法，可避免伤者和救护者吸入毒气，防止中毒。但不适用于怀疑脊柱骨折的伤病者搬运。特别要保护患者背部、臀部的皮肤不被磨破。

②掮法搬运。当救护者需要攀附其他物体才能保持平衡脱离险境时，可用掮法将伤者横扛在肩上，用一只手臂固定伤者，另一只手臂用于攀附。此法不适用于脊柱骨折、股骨干骨折和胸部损伤的伤者（图83）。

③背负法搬运。多用于伤者不能自行行走，救护人员只有一人之时。若搬运失去意识神志不清的伤者，采用交叉双臂紧握手腕的背负法。此法可以使伤者紧贴救护者，减少行走时摇动可能给伤者带来的损伤。此法不适用于脊柱骨折、股骨干骨折和胸部损伤的伤者（图84）。

④抱持法搬运。救护者一手抱伤者背部，一手托其大腿将伤者抱起。若伤者还有意识可让其一手抱着救护者的颈部（图85）。

⑤条带抱法搬运。省力、稳定（图86）。

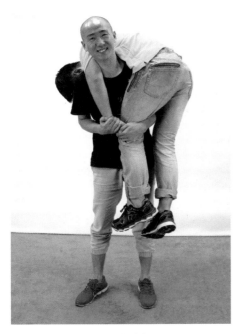

图83　掮法搬运

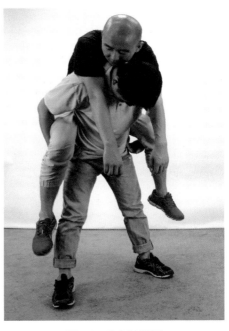

图84　背负法搬运

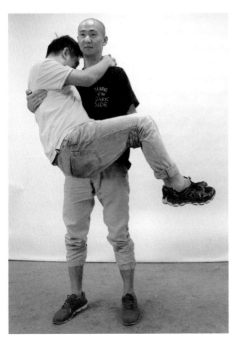

图85　抱持法搬运

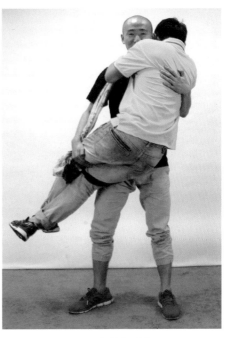

图86　条带抱法搬运

⑥ 拖行法搬运。伤者体重较重，一人无法背负或抱持时。救护者可从后面抱住伤者将其拖出。也可用大毛巾将伤者包裹好后拉住毛巾的一角将伤者拉走（图87）。用此方法搬运应注意保护脊柱。怀疑脊柱骨折或骨盆骨折者禁止使用。

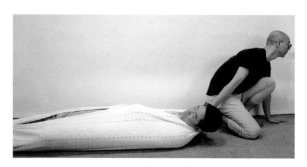

图87　拖行法搬运

（2）双人搬运法

● 适用范围：头、胸、腹部的重伤员。

● 常用方法：椅托式搬运、双人拉车式搬运、轿杠式搬运。

① 椅托式搬运。两名救护者面对面站在伤者两侧，各伸出一只手放于伤者膝关节之下并相互抓住胳膊，另一只手彼此抓住胳膊，交替在对方肩上，起支持伤者背部的作用。还可以利用椅子搬运（图88）。

② 双人拉车式搬运。两名救护者，一人站在伤者的背后，将两手伸于腋下，将其抱入怀中；另一人站在伤者的两腿之间，肘关节放在伤员的膝关节下，钩住双腿，两人步调一致将伤者抬起运走。也可以让两名急救员利用毯子或者椅子搬运（图89）。

③ 轿杠式搬运。发现伤员下肢受伤，经检查确定无骨折时，急救员应采取四手坐抬法搬运。急救员把手握在一起做成椅子，伤员坐在上面（图90）。

④ 特殊轿杠式搬运。适用于下肢无骨折损伤，同时有单侧上肢损伤的伤员。急救员用三只手搭成椅子，将伤者抬起。一名急救员另一只手扶在伤员的背后，用以固定，达到稳定搬运的目的（图91）。

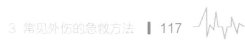

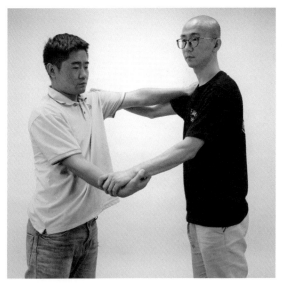

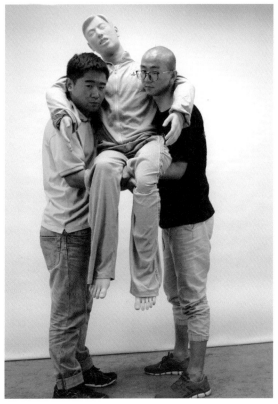

图88　椅托式搬运

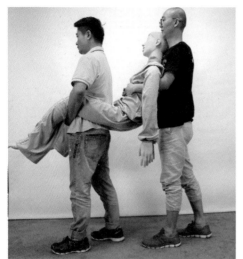
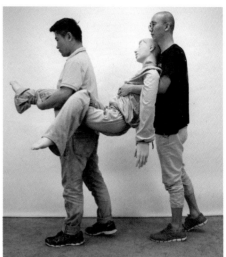

图89 双人拉式搬运

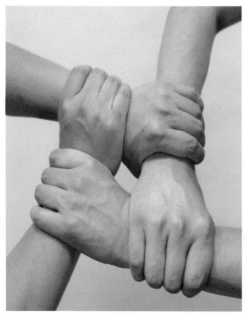
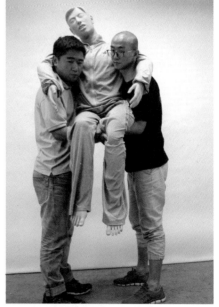

图90 轿杠式搬运

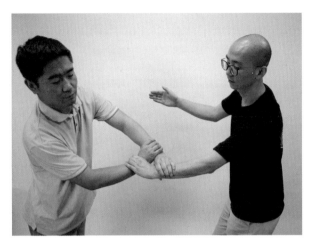

图91 特殊轿杠式搬运

（3）担架搬运 担架搬运是最舒适的搬运方法。目前有
铲式担架、脊柱板、门板、自制担架等（图92～图96）。

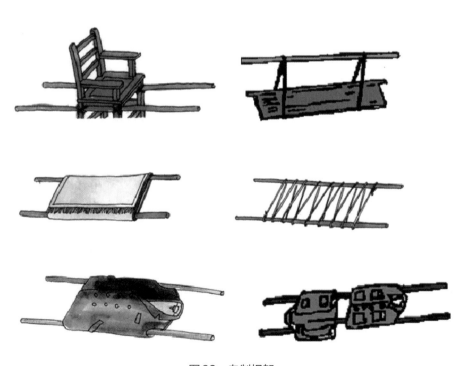

图92 自制担架

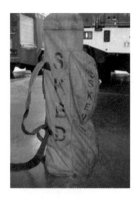
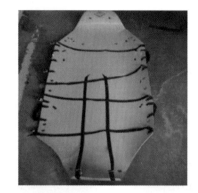
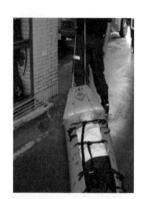

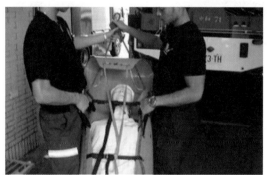
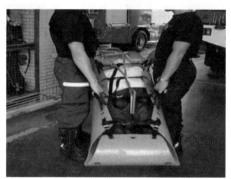

图93　卷筒担架

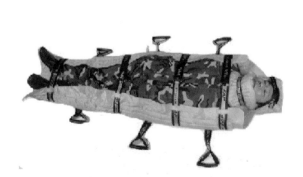
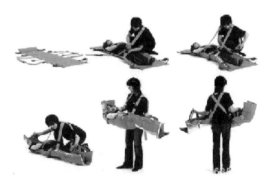

图94　充气担架

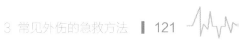

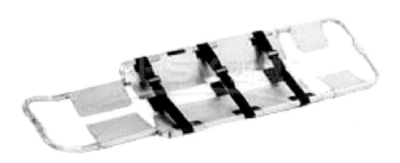

图95 铲式担架

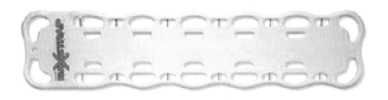

图96 脊柱板

提示：

① 骨折伤者应选用硬板担架搬运。

② 担架搬运行进时，伤员应头部在后，脚在前。这样搬运可以让后面的人随时观察伤病者的伤情变化，随时准备急救。

③ 运送伤病者要避免颠簸，以免加重情。

34 搬运伤员的注意事项有哪些?

① 严密观察患者意识、呼吸、心跳的变化,随时准备心肺复苏。

② 外伤出血休克的患者,应卧位搬运。抬高下肢,使头部略低,保证大脑血液和氧气供应。

③ 禁止给需要手术的伤病员饮水或进食,以免在麻醉时因呕吐造成吸入性肺炎或窒息。

④ 根据季节给伤病者保暖或防暑等。

⑤ 永远牢记伤员的伤情会有变化。轻伤员每15分钟、重伤员每5分钟检查一下生命体征:呼吸、脉搏、意识情况。及时做出相应的处理。

马老师急救小歌诀——搬运伤员

搬运本身有危险,没有把握先不搬。

一般情况可背抱,骨折必须用硬板。

断肢

断肢的现场处理方法与程序是什么？

35

断肢的
现场处理

肢体断裂在外伤中也是难免的，由于伤害大、致残率高，对伤员的生活质量造成巨大影响，此种影响会伴随伤者终身。随着医学的不断发展，我国断肢再植的技术已经非常成熟，只要在现场急救中正确处理断端，保护好离断的肢体，在断肢离体的6～8小时内，断肢再植可获得较高的成功率（图97）。

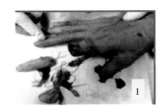

包扎伤口

↓

处理离断肢体

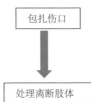

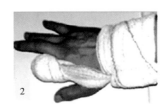

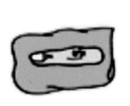

塑料袋包裹断肢

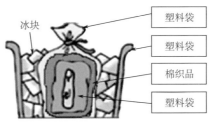

将处理好的断肢放入棉织品保温、隔水

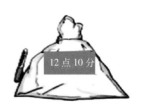

记录时间

图97 断肢现场处理的方法与程序

（1）加压包扎肢体断端　立即进行断端的加压包扎达到止血、保护伤口的目的。

（2）正确保存离断部分　原则是低温、干燥，禁止将断肢直接浸在任何液体中。为了保证断肢再植的成活率，对离断部分进行严格的处理是关键。先将离断部分放入干净的塑料袋中密闭，然后在密闭的塑料袋外面加上较厚的棉织品以保温，再在棉织品外面罩上塑料袋封闭，最后在塑料袋内加冰块将断肢保持在2～3℃，尽快将伤者直接送往有能力行断肢再植手术的医院。千万不要贪图道路较近，送到设备和技术水平不足的医疗机构，再转运到大医院延误再植时机。

烧烫伤

烧烫伤如何分级? 36

日常生活中或者工业作业时，烧烫伤是非常常见的。人体在接触火焰或者温度高的物品时，皮肤的完整性被破坏，这种破坏仅需灼后几秒至几分钟。常见的烧烫伤有火焰烧伤、接触性烧伤、液体烫伤、化学性烧伤、电烧伤、放射性烧伤等。

烧伤的程度根据温度的高低、作用时间的长短，损伤的严重程度有不同。烧烫伤不仅损伤皮肤，严重者可深达肌肉骨骼。即烧烫伤不仅是皮肤损伤，烧伤达全身表面积的1/3以上即为大面积烧烫伤，可以引起感染、休克甚至死亡。

判断烧烫伤程度一般采用三度四分法（图98）。

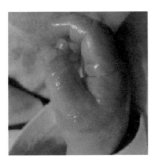 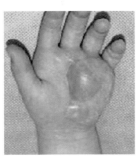 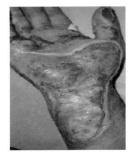

Ⅰ度"红"   Ⅱ度"泡"   Ⅲ度"焦"

图98 烧烫伤皮肤损伤程度

（1）Ⅰ度烧伤 亦称Ⅰ度"红"。可直观局部皮肤发红，轻度肿胀和疼痛。

（2）Ⅱ度烧伤 分成浅Ⅱ度和深Ⅱ度烧伤。此时皮肤起泡，亦称Ⅱ度"泡"。

（3）Ⅲ度烧伤 亦称Ⅲ度"焦"。因为烧伤伤及贯穿皮肤全层，严重者甚至可达皮下、肌肉、骨骼等。

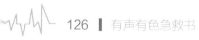
37 烧烫伤现场急救原则和方法是什么?

烧烫伤处理
方法

（1）现场急救原则　烧烫伤的后果严重，现场急救的原则就是快！由于是因热导致的损伤，迅速降温是减少损伤的关键。

（2）正确处理方法（图99）

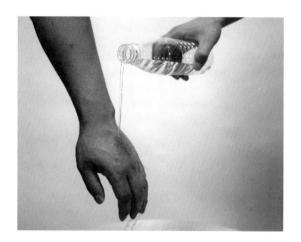

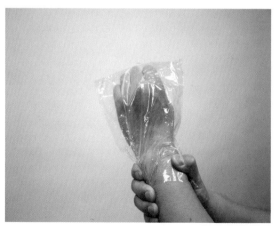

图99　持续冲洗，用塑料袋保护伤处

① 降温。立即将烧烫伤部位在水龙头下冲洗，直到局部不红、不痛、不起水疱为止。自来水干净，有一定的压力，可以达到迅速降温和止痛的目的。

② 保护水疱。如果皮肤起水疱了，不要将水疱戳破，以免皮肤的完整性遭到破坏，失去防御细菌感染的功能。正确的方法是在水疱外松松地罩上塑料袋，保护水疱不被挤破，便于医师观察伤情。塑料袋套取非常方便，利于尽快地进行处理。

（3）不正确的处理方法

① 将烧烫伤部位放在冰水中，这样做，皮肤血管立即收缩，存留在血管内的热难以释放，反而会造成更大、更深的损伤。另外，如果将烧烫伤处放在冰水中超过20分钟，局部还会冻伤。

② 涂抹牙膏。不少人将牙膏涂抹在烧烫伤伤口的皮肤处，这也是不可取的。牙膏涂于烧烫伤处虽然感觉凉爽舒适，但会阻碍散热，很可能会导致烧伤程度加重，如Ⅰ度烧伤变成Ⅱ度烧伤。另外，若Ⅱ度烧伤起泡时，牙膏干了，就会将水疱撕破，给后续处理增添困难。

③ 涂抹酱油、大酱、醋、碱面。这也是老百姓常用的"偏方"，其实也不可取。因为酱油、大酱、醋等都不能保证完全无菌，会造成伤口破溃处的感染，在已经烫伤的基础上造成二次伤害。

马老师急救小歌诀——烧烫伤急救

烫伤烧伤最常见，皮肤损害一瞬间。

掌握正确的手段，现场急救并不难。

处理需快与果断，摒弃老旧的观念。

降温止痛防感染，保护水疱去医院。

眼外伤

38 眼外伤的原因有哪些?

（1）机械性眼外伤　由锐器或钝器所致，主要有眼球穿通伤、眼球破裂伤及眼内异物伤。

（2）非机械性眼外伤　由碱、酸灼伤，高温及热辐射所致伤。

39 现场如何处理眼外伤?

① 无论轻重，尽快去医院，尽量减少震动。

② 嘱咐伤员安静平卧，避免躁动哭泣。

③ 可用清洁的棉织品轻覆双眼。

④ 切忌对伤眼进行擦拭、清洗或加压包扎。哪怕是很小的压力，都可能使眼内组织及眼睛内容物流出，加重伤情。

⑤ 特殊眼伤的处理（表5）。

表5　特殊眼伤处理

异物类型	处理原则
铁屑	不要拔出，尽快就医
化学物质	用大量清水冲洗，直到急救医生赶到现场
沙尘	不可揉眼，可点眼药水冲洗
生石灰	不可揉眼、不可冲洗，棉签拨出生石灰颗粒后冲洗

马老师急救小歌诀——眼外伤急救

眼睛损伤事不小，处理原则别忘了。

搬运伤者需平卧，包扎后果难预料。

家庭急救箱

如何准备家庭急救箱? 40

意外伤害随时发生，建议家庭准备一个急救箱，无论在家里还是出行遇到伤害时，可以进行处置（表6）。

关于家庭药箱

表6 急救包配置单

急救物品名称	数量	用途
多功能剪刀	1把	在紧急情况下可以裁减绷带，衣物等
三角巾	2～5条	各种伤的包扎及固定用
一次性人工呼吸膜	6个	防止交叉感染
创口贴（6厘米×9厘米）	5片	包扎小伤口用，保护伤口，避免伤口感染
自粘性弹力绷带	宽：3卷 窄：4卷	可直接包扎伤口止血，用于固定绷带和包扎伤口，也可用于加压止血或固定扭伤关节
体温计	1个	测量体温
纳米级自粘性敷料	5贴	专业敷料，可替代传统敷料，有自粘性
碘酒棉棒	20支	外伤消毒
医用胶布	2卷	用于固定绷带等
医用棉签	3包	外用介质
手术帽	6个	可以在紧急情况用做脏器外露的保护
扶他林乳胶剂	1管	扭伤等闭合损伤的治疗止痛

续表

急救物品名称	数量	用途
一次性口罩、帽子	1包	保质期5年,用于防止细菌感染,污染物进入器官而致病等
医用密封袋	大小各2个	处理断肢
碘伏	1瓶	外伤消毒
医用酒精	1瓶	伤口、器械消毒用
医用敷料	6厘米×9厘米:3片 9厘米×18厘米:3片	自带防粘网，出血外伤敷料
保温毯	2个	① 保温。防止失温 ② 当担架。韧性强，对未怀疑骨折的人可用此当担架 ③ 阳光下可反光，增加幸存人员获救的希望 ④ 存水。可制成简易的储水器，来保存雨水以供饮用
无菌橡胶手套（有粉）	2个	处理出血患者，对自己是一种保护。防止交叉感染。亦可用作取水容器
弯盘（换药盒）	1个	内有棉球、纱布块、镊子、手术刀、止血钳，处理外伤，放置分泌物、污物等
药盒	1个	内置：常用药、抗过敏药、抗生素（注意过敏）、止泻药、止痛药等
防风火柴	1盒	可以在紧急事件时烧火做饭、取暖、照明等

4 常见家庭意外的急救

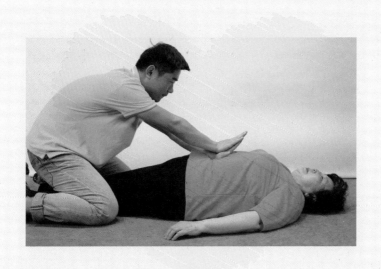

警惕玻璃家具

玻璃茶几
惹的祸

钢化玻璃，以它时尚、通透的风格，在家庭装修中广受消费者欢迎，比如家庭中的淋浴房、抽油烟机、茶几、洗脸盆，窗户；公共场所的车窗、高层建筑的玻璃、饭店大门和玻璃幕墙等，但这些玻璃制品，却都存在着安全隐患。

新闻曾有过钢化玻璃自爆的报道，钢化玻璃的自爆与内因和外因有关。

内因是钢化玻璃在加工过程中，经过600℃高温加热，然后突然冷却，由于玻璃中存在着微小的硫化镍结石，在热处理后一部分结石随着使用时间的延长，会发生晶态变化，体积增大，在玻璃内部出现微裂纹，从而可能导致钢化玻璃自爆。

外因有温度变化、受力不均等，都会造成钢化玻璃爆裂。

然而这并不是说钢化玻璃过了保修期就不能使用了，通常情况下钢化玻璃在制造后1～3年后自爆概率很小。只要没爆裂，可以长期使用，没有年限。

但也有一些厂家为降低成本，采用半钢化玻璃或热弯玻璃制作淋浴房，这种淋浴房易受外界因素影响，比如冬天用热水或夏天用冷水，很可能发生爆裂，其碎裂的玻璃碴会有锋利的棱角，很容易伤人。

半钢化玻璃是介于普通平板玻璃和钢化玻璃之间的一个玻璃品种。我国建筑安全玻璃管理规定中，明确指出单片半钢化玻璃不属于安全玻璃，因其一旦破碎，会形成大的碎片和放射状裂纹，虽然多数碎片没有锋利的尖角，但仍然会伤人，不能用于天窗和有可能发生人体撞击的场合。

钢化玻璃的自爆不可完全避免，关键是怎样降低自爆率，减少人员损伤。2006年3月实施的国家标准《钢化玻璃》（GB 15763.2—2005）指出，老百姓要购买、安装、使用合格钢化玻璃，首先要查看产品出厂合格证，注意3C标志和编号、企业名称等。

3C指的是中国国家强制性产品认证，包括安全认证、安全质量许可制度和电磁兼容性。

使用钢化玻璃时应注意安装合理，不要张力太大。在使用中，为减少钢化玻璃的自爆，也应注意：

① 慢慢调高水温。避免高温、高压导致玻璃受热不均引发爆裂。

② 避免碰撞。钢化玻璃强度大，但最怕尖锐的物品，一旦碰撞后，会整体爆炸。需注意的是，在家中一定不要让孩子拿尖锐的物品去敲击玻璃，避免发生意外。

③ 贴安全防护膜。安全防护膜将玻璃强度提高6倍以上，即使爆裂，也可以避免玻璃碴飞溅伤人。

马老师急救小歌诀——防范玻璃家具隐患

玻璃家具真时尚，自爆可能把人伤。

慢调免撞需贴膜，避免爆裂好处多。

冷静处理不慌张，呼叫医生来帮忙。

防范家具边角造成的损伤

桌角引起的
损伤

常被家具边角磕伤的大多为老年人和婴幼儿。而老年人的磕碰大多发生在起夜或起床的时间。清晨4～5点，人从昏睡状态过渡至觉醒状态，血压也从最低到最高。此时又常常是大家去方便的时间，如果起床动作过快，很可能会导致大脑缺血晕厥。最后导致意想不到的损伤。防范家具边角磕伤，注意以下两点：

（1）牢记3个30秒

① 清醒后先在床上平躺30秒，彻底清醒。

② 然后坐在床上30秒，让大脑不会因为立即改变体位而缺血。

③ 最后一个30秒是坐在床边30秒，让下肢不缺血，预防因腿缺血发软导致摔倒（图100）。

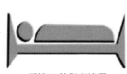 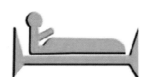 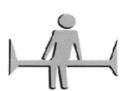

平躺30秒彻底清醒　　　　　坐起30秒大脑不缺血　　　　床边坐30秒下肢不缺血

图100　起床3个30秒

马老师急救小歌诀——预防起床意外

老年朋友要注意，清早起床别太急。

避免过猛出意外，预防急症有建议。

睡醒之后三部曲，完全清醒才坐起。

伸伸胳膊动动腿，慢慢穿鞋再下地。

（2）家具边角加上套　这种保护套不仅漂亮，给家里增加了色彩，更重要的是由于其角度圆润，就算磕碰在桌角或者茶几角，也不会造成严重损伤。

> **马老师急救小歌诀——预防家具边角伤害**
>
> 安全桌角保护套，保护安全很重要。
> 选择喜欢的型号，摔倒碰到损伤小。

警惕卫生间的意外隐患

卫生间里的
危险

卫生间是每个人每天要光临数次的场所，也是老年人意外多发的场所之一。美国疾病控制中心专家指出：65岁以上的老年人如厕后突然站起是很危险的，尤其是85岁以上的老人，以及一些有心脑血管疾病史的人，如果如厕时间长，快速站立，易诱发短暂性脑缺血，出现头晕、眼花、摔倒，损伤严重。

卫生间里的危险因素，主要有以下几点。

（1）起身太快

> **马老师急救小歌诀——预防如厕危险**
>
> 如厕速起太危险，大脑缺血是隐患。
> 头晕眼花易摔倒，骨折猝死命难还。
> 对策就是一个字，慢！

（2）用力大便　太用力排便，腹壁肌肉和膈肌强烈收缩使腹压增高，引起血压骤升，可能导致脑出血，心肌耗氧量增加，可能诱发心肌梗死、心律失常。

> **马老师急救小歌诀——预防排便危险**
>
> 用力排便腹压高，血压顿时可升高。
> 心肌梗死脑出血，导致死亡率增高。
> 对策就是一个字，抠！

在排便困难时，将大便抠出来，减少血管的压力，保护心血管和脑血管，预防心肌梗死和脑卒中的发生。要想做到这一点，首先需要克服心理障碍。不少人感觉大便又臭又脏，恶心，不愿意用手抠出。其实，大便就是咱们吃进去的东西，只不过我们在利用了可利用的物质之后，把没有利用价值的残渣排出体外。另外，还建议老年人平时合理饮食，多吃富含膳食纤维的粮食和蔬菜、多饮水，培养良好的排便习惯。

（3）长时间憋尿　长时间憋尿，在突然排尿时会出现排尿性晕厥。这是因为憋尿过久突然排尿可致迷走神经过度兴奋，排尿过快，血液向下走，导致血压降低、心率减慢、脑供血不足，引发晕厥。对策就是三个字：别憋尿。

（4）厕所内湿度大

① 空气中的湿度大，最明显的是在洗澡时会影响呼吸，导致大脑长时间缺氧。

② 地面湿度大，常导致人滑倒，造成骨折。

（5）如厕时关插门　老年人在如厕时最好不要锁上卫生间门，防止发生意外时其他人无法开门，耽误施救时间。

马老师急救小歌诀——预防卫生间安全隐患

老人如厕要牢记，潜在危险别大意。

室内干湿要分离，一旦滑倒出问题。

如厕一定别插门，有事施救来不及。

厕所门、朝外开，意外发生施救易。

浴缸的潜在危险 01

浴缸泡澡已经成为大多数人的健康生活方式之一，但不科学使用浴缸也会导致危险，甚至致命。

马老师急救小歌诀——杜绝洗澡安全隐患

洗澡水温别太热，避免头晕和憋气。

浴缸边上安扶手，出入浴缸要防滑。

（1）浴缸边上无把手　有老年人或者小孩的家庭，浴缸边上要安装把手，在出入浴缸或起身拿东西的时候，一旦有意外，可以抓住把手，不至于淹溺。建议老年人或小孩洗澡

时，旁边最好有人看管，出现意外可以立即处理。此外，老年人和小孩洗澡的时间别太长，防止浴室环境闷热，引起身体不适。

（2）婴幼儿洗澡　小孩洗澡尽量不用成人的浴缸，应该根据年龄选择适合他们的浴盆。1～5岁的孩子身高通常在70～110厘米，头重脚轻，特别容易跌倒发生意外。当浴盆中盛了5厘米深的水，如果孩子头重脚轻地扎进水盆，又无力自己爬出来，就会造成溺水。浴缸里面的水超过15厘米，容易造成溺水，因此，不建议大家给孩子用成年人使用的浴缸洗澡。如果想在浴缸中给孩子洗澡，可以在浴缸中使用塑料充气的小浴盆，这种小浴盆里面是斜坡，孩子不可能头朝下溺水。尽管这样，也要有成年人时刻看管，以免意外。

02 马桶的潜在危险

市面上卖的马桶有两种，一种是直排式马桶，另一种是虹吸式马桶。虹吸式马桶在冲洗的时候水是沿着马桶壁螺旋冲洗，冲完之后马桶内的存水量小。直排式马桶的存水量大，垂直高度超过15厘米，如果孩子好奇把头伸进去，则很难出来，会造成溺水。

03 洗衣机的潜在危险

洗衣机也会造成幼儿溺水。曾经有一对年仅2岁和4岁的小姐妹，爬进双筒洗衣机里捉迷藏，往外爬时，手碰到了洗衣机上的甩干按钮，这种洗衣机开盖依然能操作，最后姐妹俩双双溺水死亡。

因此，洗衣机应当引起特别注意。

● 洗衣机使用完毕后及时切断电源。

● 洗衣机内不要存水。

气道异物阻塞

什么是气道异物阻塞？

04

了解气道异物阻塞

要想知道气道异物阻塞是怎么一回事，就要了解一下会厌。会厌，是舌根后方帽舌状的结构，其后方是喉的入口。

会厌是咽喉里的指挥系统，人的咽喉是食物和空气的必经之路。食物由口腔咽下后，经咽喉部进入食管到胃；空气则从鼻腔吸入，通过咽喉部进入气管到肺脏。颈段气管、食管，一前一后并行，使气体和食物各行其道，有条不紊互不干扰（图101）。但是在某些情况下，会厌未遮住气管，异物进入气管，就会造成气道异物阻塞。

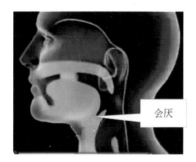
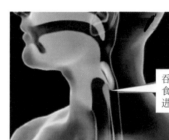

会厌

吞咽时会厌遮挡气管，食物进入食道，不能进入气管

图101 会厌的功能

什么情况下可发生气道异物阻塞？

05

① 吃饭时说话。会厌处在半开半闭的状态，食物很容易进入气管，导致阻塞，严重时，完全阻塞，患者会在4～7分钟内窒息而亡。

② 会厌反应不灵敏。在吞咽食物时，会厌不能迅速遮住气管，会导致气道异物阻塞。同样，喝水过急时，也能呛着。

06 哪些人群容易发生气道异物阻塞？

① 一般人。因进食说话、吞咽过快、醉酒呕吐等发生。

② 老年人。因吞咽功能较差，或患脑血管疾病等易发生。

③ 儿童。3岁以前的婴幼儿磨牙还没有长好，咀嚼的功能也不太好。咳嗽、吞咽等自我保护反射功能尚未发育完全。加之好奇心强，什么东西都要试吃。特别是在玩耍、哭闹、嬉戏、吸食、喂奶时受到惊吓，较易发生。

07 什么物品会导致孩子的气道异物阻塞？

① 食物。花生米、黄豆、葡萄干、瓜子、核桃、果冻、葡萄、樱桃、荔枝、桂圆、大块硬质食物（肉类带骨）等。食物进入气管后，会迅速使气管水肿，迅速完全堵塞气管，导致窒息死亡。特别是果冻、葡萄、豆腐，它们难以被取出，一夹就碎，仍旧堵在气管里，一旦发生气道阻塞致死率高。

② 物品。软木塞、纽扣、小玩具、笔帽、橡皮、拼图贴图、硬币、弹珠、图钉、别针、螺丝钉、竹签、金属环、鱼钩、发夹、拉链、长命锁、苍耳球、狗尾巴草、生物试验针等。

08 如何识别气道异物阻塞？

气道异物阻塞严重威胁人的生命，要第一时间识别，立即采取急救措施。

① 不全阻塞。剧烈咳嗽，无论剧烈还是微弱。患者无论年龄大小都会下意识地单手或双手抓住喉咙部，即"V"形手势，这表明发生了气道异物阻塞（图102）。

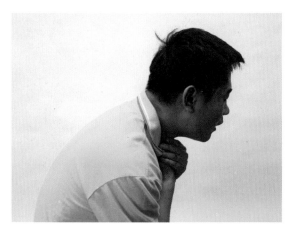

图102 "V"形手势

② 严重阻塞。患者不能咳嗽、说话、大叫，或是表现为吸气时发出尖锐的声音或粗糙的呼吸音，患者非常恐慌。随着阻塞的时间延长，皮肤发绀，此时如果阻塞物不能被清除，患者会失去知觉，直至因窒息死亡。

气道异物阻塞如何急救？

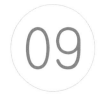

气道异物阻塞的急救方法有拍背法和腹部冲击法。

（1）气道异物阻塞拍背法

① 关键技巧。拍打背部（图103）。

② 具体方法。救助者扶住患者，以免拍背时患者站立不稳摔倒。在两肩胛骨之间的缝隙处，用力叩击5次。此位置距离气道阻塞处很近，通过叩击，使肺内气体冲出，将异物顶出来。

气道异物阻塞拍背法

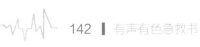
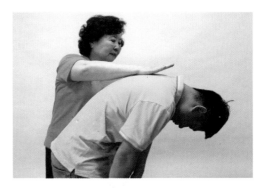

图103　拍背法

（2）腹部冲击法

　　此法通过腹部冲击，使胸腔（气管和肺）内的气体在压力的作用下自然地涌向气管，每次冲击将产生450～500毫升气体，反复冲击就有可能将异物排出，恢复气道的通畅（图104）。

腹部冲击法

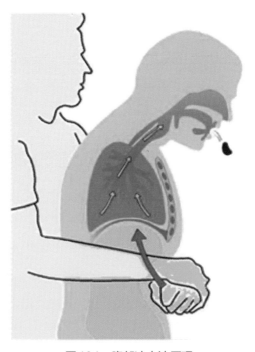

图104　腹部冲击法原理

① 自救。腹部冲击法单独自己无法完成。因为缺氧状况下，人无力冲击腹部，达到自救的目的，只能借助外物。如借助椅子，上身的重量向下冲击（图105），通过向下冲击，使膈肌向上抬，肺内气体将异物冲挤出体外。

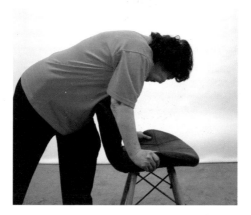

图105　腹部冲击法自救

② 互救。

a.对于清醒者。救助者站在患者身后，用腿顶住患者同侧的腿，保持稳定性。救助者一手握拳，将拳心朝向人，放在腹部的剑突与肚脐之间的位置，另一只手抱住第一只手，向后向上猛烈冲击患者的腹部（图106）。

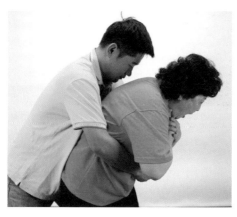
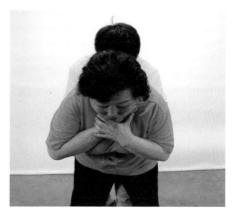

(a)　　　　　　　　　　　　　　(b)

图106　腹部冲击法互救方法

b.对于肥胖者。因无法环抱其腹部，可以让患者躺下，救助者骑跪在患者膝关节两侧，在腹部冲击部位处向上向后冲击5次（图107）。

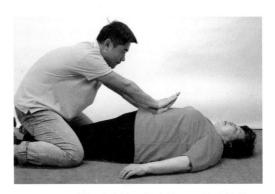

图107　腹部冲击法互救方法：肥胖者施救

c.孕妇

● 清醒的孕妇。清醒状态下进行胸部冲击（图108）。

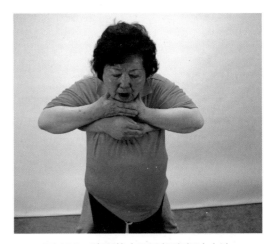

图108　清醒状态下孕妇胸部冲击法

● 昏迷或心搏骤停的孕妇，只能通过心肺复苏按压胸部，让肺内气体将异物冲挤出体外。如果宫底高度超过肚脐水平，徒手将子宫向左移位，再做心肺复苏。这样有助于在胸部按压时减轻主动脉、下腔静脉的压力，保证血液循环良好。向左移位是因为妊娠时子宫是右旋的，向左可真正将胎儿移开，减轻腹主动脉的压迫。反之，大人孩子都可能因血液循环不良死亡（图109）。

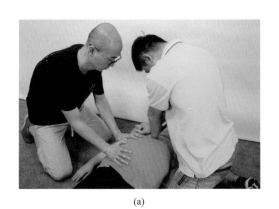 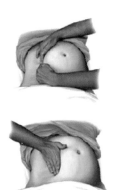

(a)　　　　　　　　　　　　(b)

图片来自AHA指南

图109　昏迷的孕妇做胸部冲击法前将胎儿向左移开

d.儿童。可以让孩子自己低头咳嗽；或者成年人将孩子放在自己腿上固定住，使之头低脚高。救助者在其胸廓两侧向中间挤压胸廓（胸部冲击法）；还可以将孩子放在成人腿上，头低脚高拍击后背。这样交替进行。

e. 1岁以内的婴儿。救助者坐着或跪着，将前臂放在大腿上，用胳臂托住婴儿，婴儿脸朝下，头低于身体，利用重力作用帮助清除异物。一只手拇指放在婴儿下颌一侧，另一两根手指放在下颌另一侧，托住婴儿的头。不要按压颏下的软组织。用另一只手的手掌根在婴儿肩胛之间用力拍击最多5次。每次拍击后查看气道阻塞有没有消除。目的是通过拍击或拍打消除梗阻，一定要打够5次。

拍背5下，如果异物没有排出，可在胸外心脏按压的位置，即胸骨中央，两乳头连线下，用两手指向下按压4厘米，5次后如果仍旧没有排出，再反复拍背、按压直至异物排出。

③ 特别提醒。胸部冲击法虽然能救人性命，但不能在真人身上练习。曾有过在真人身上练习使用胸部冲击法后，出现腹主动脉分离和创伤性剥离的病例。

　　除了这些，并发症还包括：视网膜脱离，肋骨骨折，腹腔脏器破裂，膈肌、空肠、肝脏、食道和胃的破裂，大动脉支架移植移位，主动脉瓣破裂以及急性主动脉瓣返流动脉瘤和非动脉瘤的急性动脉血栓形成。

　　（3）拍背法和腹部冲击法合用　对有反应的1岁以上的严重气道阻塞者，合用叩背、拍背、腹部冲击法冲击，成功率会增加（图110）。

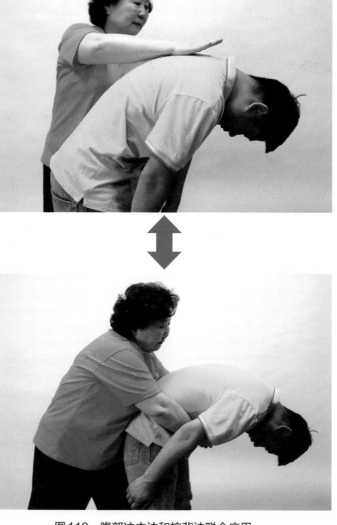

图110　腹部冲击法和拍背法联合应用

怎样取出昏迷患者口中的异物？

10

当患者昏迷时，即便我们使用各种方法已经将异物排到口腔，患者自己也不可能将其吐出。此时，需要救助者帮助才能取出口腔中的异物。

具体方法：

① 将患者头向后仰，打开气道，观察口腔内有无硬异物。

② 避免盲目使用手指清除，只有看到呼吸道里的固体异物时，方可用手指清除。

需要注意的是，在取出异物时，手指一定要将异物夹住，否则可能将异物捅入更深的位置，使救助失效。另外，取异物时，最好不要触及患者的咽喉部，以免咽喉部受刺激之后，患者突然牙关紧闭，咬伤救助者。

气道异物阻塞是急危重症，严重者4～7分钟死亡，所以，在救助患者的同时，应及时拨打急救电话，送院抢救。

马老师急救小歌诀——气道梗阻急救

气道阻塞来势凶，夺命仅在分分钟。

大人小孩都囊括，腹部冲击来救命。

防为上，救次之，别等后悔丧性命。

食不言，寝不语，细嚼慢咽防阻塞。

学好急救做准备，突发事件好对应。

别在活人身上练，方法牢记好应用。

鱼刺卡喉

鱼刺卡喉如何急救?

鱼刺卡喉是很常见的意外事故。遇到此种情况,很多人会使用传统的方法来处理。比如立即吞大块的馒头或者米饭,还有吞韭菜等方法。一般来说,软的小鱼刺通过传统方法,的确可以将其带入胃中而不造成对人体的危害。但是,对比较粗大坚硬的鱼刺,用上述方法很可能导致严重的后果。这是由人体食管生理结构的特殊性决定的。

鱼刺可能卡在食管的这3个狭窄部位(图111)。特别是食管的第二个狭窄处,位于左支气管跨越食管的部位,由主动脉弓从其左侧穿过和左支气管从食管前方越过而形成。一旦鱼刺卡在这里,如果用饭团或馒头等硬把鱼刺压进胃内,很可能划伤食管,严重者可刺穿食管、刺破大血管进入心脏,直接威胁生命。

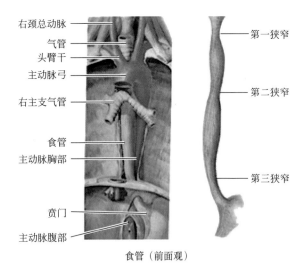

右颈总动脉
气管
头臂干
主动脉弓
右主支气管
食管
主动脉胸部
贲门
主动脉腹部

第一狭窄
第二狭窄
第三狭窄

食管(前面观)

图111 食管的3个狭窄部位

不少人还用喝醋的方法，希望以此来软化鱼刺，使其容易进入胃内还不会造成伤害。其实，这种方法也是不可取的。我们都吃过酸菜鱼，鱼在酸的环境中煮了很长时间，粗大的鱼刺并没有变软，而喝醋的方法仅是让醋从鱼刺上过一下，因而不可能将鱼刺软化。那么，在现场怎么处理才是正确的呢？

（1）自救

① 立即咳嗽，争取把靠近咽喉部（食管上端）的鱼刺咳出来。

② 如果不能咳出，立即前往医院。

（2）互救

① 保持冷静。

② 千万不要盲目用筷子将鱼刺夹出来，那样做很可能将鱼刺捅入食管深处，导致更大损伤。

③ 安慰患者的同时，立即将其送往医院。由专业的医务人员利用专业的医疗器械将鱼刺取出。

马老师急救小歌诀——鱼刺卡喉急救

鱼刺卡喉太常见，千万不要瞎吞咽。

划伤食管损伤大，心脏血管受牵连。

安慰伤员不紧张，毫不犹豫送医院。

专业人员来处理，确保生命的安全。

鼻出血

12 鼻出血如何家庭急救?

　　鼻出血通常是鼻孔内毛细血管破裂导致的出血，一般问题不大。但是，大量出血很可能是鼻动脉出血，因出血速度快，单位时间里出血量大，十分危险。人们常见的做法是在鼻孔中塞进大量的堵塞物，但这样做会使鼻黏膜的伤口扩大，不利于修复。还有些人会仰头，在额头拍凉水，但这样做会使血液流向喉咙，导致呕吐或者窒息。

　　那么正确的止血方法是什么呢?

　　患者低头15°，捏紧鼻翼5～15分钟。如果不出血了，即达到止血的目的。用上述方法15分钟后不能止血，很可能是鼻动脉破裂出血或者是其他疾病导致，需要尽快去医院确诊治疗。如果是头部受伤后的鼻出血，血色浅且逐渐变稀，可能存在颅骨骨折，要立即送院诊治。

马老师急救小歌诀——鼻出血急救

鼻出血，很常见，抠鼻磕碰血一片；

头后仰、塞棉团，千万别用错手段。

低头张嘴捏鼻孔，防止窒息很安全；

十五分钟看一看，控制不住去医院。

脚扭伤

脚扭伤如何家庭急救?

13

脚扭伤即踝关节扭伤,是最常见的运动损伤,一般为外力作用超出关节的活动范围导致的关节内外侧副韧带损伤。严重者韧带断裂,造成关节脱位甚至关节内滑膜和软骨损伤。

关节扭伤后局部疼痛、肿胀,可见皮下淤血,活动受限。一般的扭伤,休息加局部使用伤湿止痛膏,可在短时间内恢复,无须做特殊治疗。严重扭伤,需要去医院进行进一步的诊治(图112)。

脚扭伤现场急救的原则就是制动!在伤情不明了的时候,禁止将受伤的脚做旋转动作,如果韧带断裂了,做旋转动作会加重伤情。正确的救助流程是RICE(图113)。

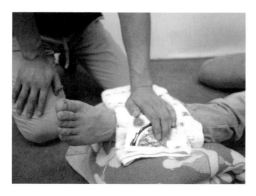
(a)

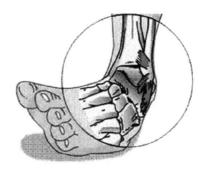
(b)

图112 脚扭伤示意

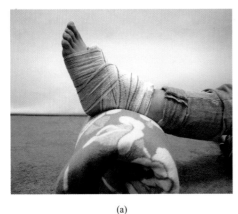

(a)

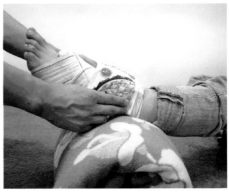

(b)

图113　脚扭伤的家庭急救流程

① R——休息（rest），受伤后立即停止任何活动，休息是一种良好的修复方式。

② I——固定（immobilize），用弹性绷带固定受伤部位，通常采用的是8字固定法，具体方法见包扎部分。

③ C——冷敷（cold），冷敷可以减少血管出血和组织渗出，缓解伤情。但由于此处为关节，因此建议冷敷15～20分钟，以免关节被冻伤。

④ E——抬高伤肢（elevate），抬高伤肢30厘米，减少水肿。

迅速送往医院诊治。

马老师急救小歌诀——脚扭伤急救

运动意外扭伤脚，红肿疼痛动不了。

尽快处理有程序，RICE别忘了。

别揉搓，别浸泡，绷带8字来缠绕。

局部冷冻一刻钟，腿抬高，肿痛消。

严重应该去医院，排除骨折早治疗。

伤害发生苦难熬，预防方法有几条：

活动之前先热身，踢踢腿、扭扭腰；

松解关节做做操，避免伤害多巧妙。

一氧化碳中毒

一氧化碳中毒如何家庭急救？ 14

一氧化碳是炭或含碳物质燃烧不全时产生的有毒有害气体。常见于家庭煤炉产生的煤气、液化气管道漏气、燃气热水器安装使用不合理、工业生产煤气以及矿井中通气不良，火灾中也会产生一氧化碳导致人中毒。

人体吸进大量的一氧化碳会导致中毒，俗称煤气中毒。因为一氧化碳是无色、无味的气体，人们在中毒环境中很难察觉，所以会在毫无警觉的情况下吸入，最终导致中毒甚至死亡。故一氧化碳亦被称为"沉默的杀手"。

一氧化碳进入人体后，与血红蛋白结合，使血红蛋白变成碳氧血红蛋白，碳氧血红蛋白无法携氧，最终导致人体组织缺氧。一氧化碳与血红蛋白的亲和力远高于氧与血红蛋白的亲和力，若想将一氧化碳从血红蛋白上脱离，需要利用高压氧舱来治疗。

一氧化碳中毒程度可分成轻度中毒和重度中毒。

① 轻度中毒。患者出现头痛、头晕、心慌、乏力、嗜睡、恶心、呕吐等。

② 重度中毒。患者脸和口唇呈樱桃红色，神志模糊、意识丧失、呼吸困难、四肢阵发性痉挛，甚至出现心搏骤停。

一氧化碳中毒患者经抢救在急性中毒症状恢复后，经过数天至数周表现正常或接近正常的"假愈期"后，可能再次出现以急性痴呆为主的一组神经精神症状，即为一氧化碳中毒后迟发性脑病，一般发生在急性中毒后的2个月内。

发现有人一氧化碳中毒，现场救助的原则：迅速离开现场，注意保暖，保持呼吸道畅通，心搏骤停者立即进行心肺复苏。症状严重者立即呼叫急救中心，送医院高压氧舱救治。

① 现场救助的第一步是迅速观察周围环境，在判断环境不会对自己造成伤害的情况下，才可以实施救助。首先，用棉织品将自己的口鼻保护起来，以免自己中毒。然后，迅速开窗、开门让新鲜空气流通起来，减少室内一氧化碳浓度。

② 尽快把中毒者抬到空气新鲜处，如果中毒发生在冬天，要注意给其保暖。在搬运昏迷的患者时，一定要注意保护患者的脊柱，以免在慌乱中，脊柱锥体滑脱，造成不必要的损伤。

③ 解开患者的衣领扣子，保证呼吸道通畅。如果患者昏迷，要摆成稳定侧卧位，并且头后仰打开气道。这种姿势可以保证患者呕吐时不会造成窒息，且救助者在一旁观察病情比较方便。随时取出患者口中的异物或成排的活动性假牙，以免需要做人工呼吸时异物或假牙被吹入气道。

④ 如有条件应尽快吸氧，一旦出现心搏骤停，立即进行心肺复苏。

⑤ 及时呼叫急救中心，送医院高压氧舱治疗。

注意：如果环境中一氧化碳浓度太高，又无法移动患者，不要在室内打电话，防止出现火花引发火灾，应到远离房屋的空旷地打电话，这样是比较安全的。家中用煤火炉取暖或者做饭者，要经常检查炉子和烟囱，保证排烟通畅不倒流入室。安装对流风斗，避免煤气中毒。

马老师急救小歌诀——煤气中毒急救

煤气中毒真危险，家庭用炉需安全。

中毒尽快离环境，呼吸通畅要保暖。

心搏骤停快按压，连续按压不间断。

快快呼叫120，高压氧舱来救命。

5 特殊意外的 急救方法

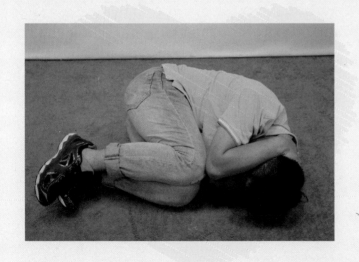

溺水

 溺水的原因有哪些？如何应对？

　　溺水是常见的意外，主要是失足落水或者游泳中意外导致的。溺水死亡的进程非常快，通常为4～7分钟。溺水的原因如下。

　　① 手脚痉挛（抽筋）。手脚抽筋后，动作不协调，最终导致溺水。

　　应对策略：下水前做好热身，如果在水中手脚抽筋了，请立即参照图114所示，将抽筋的部位背屈震动直到抽筋解除。

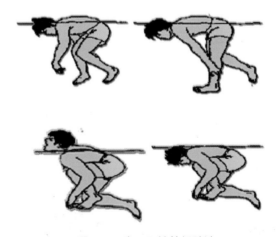

图114　脚、腿抽筋解除法

　　●手指抽筋，握拳用力张开，反复至解脱。

　　●手掌抽筋，将抽筋手掌用力压向背侧，做振动。

　　●腿部抽筋，剧痛无法游上岸，应保持冷静、控制抽筋部位，漂在水面上呼救。

　　② 水草缠身。水草在水底随着水流方向漂浮。人的肢

体进入水中，导致水流方向改变，涡流可使水草缠绕在肢体上，此时越蹬腿，水草缠得越紧，最终溺水。

应对策略：不去水下情况不明的地方游泳，特别是可见水草的地方。

③ 身陷湿地。当踏入湿地的淤泥中，人会不由自主地希望使劲蹬一下把自己弹出来。其实，这样做是非常危险的，越蹬越陷深，不能自拔。

应对策略：不去有淤泥的小河沟下水游泳，去正规的游泳池游泳。

出现溺水如何自救与互救？ 02

（1）自救

① 事先学会在水中呼吸，用嘴吸气，用鼻呼气，防止呛水。

② 一旦溺水，请保持冷静的头脑，禁止双手挣扎呼救。

③ 尽快解除不利因素。

④ 深吸气后，头后仰，放松肢体，在水中保持平衡，双手摆成"大"字形仰漂。有能力者可用踩水来呼救。千万不要将整个头部伸出水面！ 尤其是对不会游泳的人来说，是致命的错误！

（2）互救 发现有人溺水或被洪水围困时，应积极进行抢救。施救前应沉着冷静，全面评估水况和自身能力，在确保自身安全的情况下施救，切忌盲目下水。在条件允许的情况下，可抛掷救生圈、绳索、长杆、木板、塑料泡沫或轮胎等给溺水者，帮助溺水者攀扶上岸。同时，呼唤他人前来抢救，刻不容缓！

入水施救时需注意，溺水者情急之下会拼命抓紧或抱紧施救者，影响营救动作，甚至会造成双双殒命的严重后果。一般来说，结伴施救会增加安全性和成功率。

救人四优先指岸上优先、工具优先、团队优先、信息优先（求助优先）。禁止水中优先，专业救生员除外。需要特别指出的是，团队结伴施救，并非手拉手施救。手拉手施救在水中是非常危险的，若其中一人突然滑倒，这个人潜意识下并不会松手，反而会更加抓紧两边人的手，将其一起拉倒进入水中，如果出现这种情况，所有救助者将会一起溺水，甚至死亡。

（3）救生员救助溺水者的方法　当救生员了解水下情况，判断水深仅齐腰深，下水后救护员可以控制自己的身体不漂浮时，才下水救人。一旦水深超过胸部，救护员身体将会处在漂浮状态不能自控时，他们会采取抛绳子救援。

具备水上救生资质的人，下水后应迅速从溺水者后方抓住其腋窝或胸肩部，仰泳将溺水者救出水面。千万注意不要让溺水者抓住自己，一旦抓住，溺水者会不自觉将救生员向下按，以将自己托出水面。出现这种情况，救生员很难施救，甚至生命也会受到威胁。

03 溺水者心搏骤停如何抢救？

抢救程序如下。

（1）不控水　没有任何证据认为水可以成为阻塞物堵住呼吸道，所以，将溺水者救上岸后，应立即开始心肺复苏。

（2）先做人工呼吸　立即清除口腔内的异物，保持呼吸道通畅。先吹2～5口气，再进行胸外心脏按压。

下水救生者应注意什么？ 04

　　下水救生者要注意，无论什么季节，下水前一定要脱去身上多余的衣物，以免被对方抓住衣物引发意外。即使是冬季，在冰水里救人也要脱去多余的衣物，否则厚重的衣服浸泡后更重，救助者在耗费了大量的体力后，难以自己爬上岸来，更无法施救他人。冬天天气寒冷，禁止下水前喝酒。喝酒后立即感到身体发热是因为皮肤的血管扩张，下水后，人会因骤冷而手脚不听指挥，给自己的生命安全带来威胁。

如何预防溺水？ 05

　　预防溺水有"三不、一学"。

　　① 不要私自外出游泳，尤其是单独外出游泳。

　　② 不要在不明水情的情况下跳水和潜水，如有水草的河塘内。

　　③ 不要在身体状况不佳和自然条件不好时游泳。如酒后、过饿、过饱等都不宜下水，不要在温差太大（水温过冷或过热）的环境下或雷雨天游泳。

　　④ 学会游泳，掌握基本的溺水自救、互救的技能。

触电

06 何谓触电？

触电是常见的事故之一，包括日常触电（直流电、交流电）和雷击。人体在接触带电的设备金属外壳、裸露的临时线、漏电的手持电动工具，或是在起重设备误触高压线、雷击伤害、触电坠落等事故中都可能造成触电。当人体被电击后，电流的热效应、化学效应、机械效应可造成损伤，甚至死亡。

触电后的伤情多为外损伤，即进出口和通电路线上的组织烧伤，通常有两个以上的创面。

受伤皮肤表面的损伤可能较轻，但深部的损伤严重，常因估计不足而延误治疗（图115）。

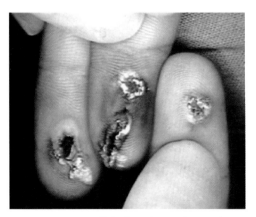

图115　外损伤两个以上创面

触电后现场如何急救？

① 保持冷静。急救员要保持头脑冷静，在保证自己安全的情况下，才可科学救人。

② 切断电源，关闭电闸。如果无法关闭电闸，可以脚踩绝缘体，双手戴绝缘手套，挑开带电电线，将伤者移离危险地带进行进一步的救治。

③ 及时做心肺复苏。触电后1分钟左右做心肺复苏，90%的伤者有良好的救治效果，若触电10分钟后再做心肺复苏，成活率几乎为零。所以，应争分夺秒、不间断地心肺复苏，直至医务人员接替救治。

④ 高压电线下触电者的救助。高压电线的触电是跨步电压引起，救护员根本无法直接进入施救。美国对国民的教育是，如看到有人在高压电线下触电，救护者应在高压电线30米之外，立即给供电局打电话通知停电，拨打110报警，给急救中心打电话救人。

蛇咬伤

08 如何预防蛇咬伤？

毒蛇咬伤严重威胁人的生命，野外活动的参与者进入毒蛇分布区时，要注意个人防护。

（1）服装准备　选择厚长裤、高筒靴、帽子。用厚达2厘米、宽能遮住踝关节的泡沫塑料裹在踝关节处，将长筒袜子套在外面，然后再将裤脚扎在最外侧，可有效地防止毒蛇咬伤。

（2）穿"五紧"服　即扎紧领口、双袖口、双裤脚。防止蛇从树上掉下来咬伤人。

（3）用竹子、木棍等敲打开路　夜间在草丛、灌木丛或山林中行走，可利用照明工具查看周围是否有蛇，然后用手杖敲打开路，预防蛇咬伤。

09 蛇咬伤后如何急救？

被蛇咬伤
怎么办？

不同类型的毒蛇，其毒液作用于人体的系统是不同的。比如神经毒可使呼吸麻痹；血循毒可使血液凝固，或溶血，或心搏骤停。被毒蛇咬伤后，所表现出的症状也不同。被蛇咬伤后，可通过留在皮肤上的牙痕来判断蛇是否有毒。

无毒蛇咬伤后，皮肤上常留下排列成"八"字的细小牙印；毒蛇的牙痕则是在排列成"八"字细小牙痕的顶端有两个粗大的牙痕，有一些毒蛇咬伤仅留有两个粗大的牙痕。但有的毒蛇会连续咬几口，牙印就不止两个。对于没有经验的人，很难立即分辨是毒蛇的咬伤还是无毒蛇的咬伤。因此，只要被蛇咬伤，一律按毒蛇咬伤处理（图116）。

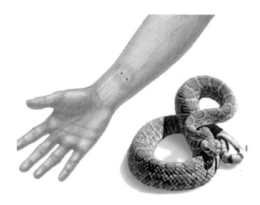

图116 毒蛇咬伤

现场处理原则如下。

① 保持冷静。被咬伤者应保持静息不动，不要乱跑求救，不要喝酒、浓茶、咖啡等兴奋性饮料，避免加速毒液吸收、扩散。

② 不处理伤口。血循毒具有抗凝血作用，难以止血和处理伤口。

③ 避免伤口高于心脏。防止毒素快速流向心脏，阻止毒素快速扩散。

④ 切勿切开、吸吮或挤压伤口。对于蛇咬伤，如救护员口腔内有溃疡或牙结石出血，吸吮会导致救护员中毒。

⑤ 固定好肢体。减少肢体活动，减慢毒素扩散速度。

⑥ 注意观察伤者是否出现休克。严密观察伤员是否出现面色苍白、肢体湿冷、意识模糊等休克症状，并立即送医院治疗。

⑦ 不使用止血带处理蛇咬伤，因为这样的处理无效，且可能导致住院时间延长。

⑧ 如处于偏远地区和荒野环境，受过专门训练的急救员可以采用局部压迫方法。

⑨ 阻止毒素蔓延。由远心端向近心端包扎整个被咬肢体，通过降低淋巴回流速度，从而降低蛇毒扩散速度。上肢使用压力在40 ~ 70毫米汞柱固定绷带；下肢使用压力在

55～70毫米汞柱固定绷带，松紧合适（能塞进纸片或放入一根手指）（图117）。

⑩ 最好将毒蛇打死捕获，一同送往医院。以便后期救治。

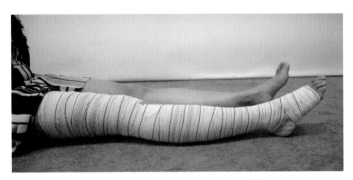

图117　绷带由远心端向近心端缠绕

⑪ 应用解毒药。可用季得胜蛇药，轻者5片，3次/日，重者10片，4～6小时/次；或用清水将药调和成糊涂在伤口周围半寸处外用。也可用新鲜的半边莲30～60克，水煎服或捣烂外用。

> **马老师急救小歌诀——蛇咬伤急救**
>
> 蛇咬伤、莫慌张，伤口不高心脏上。
> 由远至近绷带绑，送到医院去疗伤。

宠物咬伤

宠物咬伤有什么危害？ ⑩

宠物咬伤的危害主要是狂犬病感染隐患。狂犬病的致病病毒是狂犬病毒，属于弹状病毒。

狂犬病毒在环境中较稳定，但不耐热，对紫外线最敏感。狂犬煮沸2分钟可杀死，在60%以上的乙醇（酒精）里很快会被杀死。

狗感染了狂犬病毒后，潜伏期为2～4周，有的可长达数年。被疑似狂犬病宿主动物抓伤、咬伤、舔舐皮肤或黏膜破损处，即使是再小的伤口，狂犬病毒都可以通过宿主动物的唾液传播给人或者牲畜，使其患上狂犬病。

可造成人或牲畜狂犬病发病的宿主动物除了狗外，还有感染病毒的猫、牛、狼、蝙蝠、狐狸等。

如何识别狂犬病？ ⑪

狂犬病也叫恐水病，分为潜伏期、前驱期、兴奋期、昏迷期。

（1）潜伏期。人感染狂犬病毒后，潜伏期的长短与感染的部位、创伤程度、局部处理情况、衣着厚薄、个人体质有关，潜伏期从几天到1～3个月不等，平均约4～6周。个别人的潜伏期可长达2～10年。在潜伏期中，感染者没有任何症状。

（2）前驱期　感染者出现全身不适、发热、疲倦、不安，被咬部位疼痛、感觉异常等。

（3）兴奋期（痉挛期）　感染者触觉、听觉、视觉或嗅觉受到刺激后，可出现呼吸肌、咽肌痉挛的临床表现，出现精神紧张、全身痉挛、幻觉、谵妄，及怕光、怕声、怕水、怕风的"四怕"症状，且难以被人控制。

（4）昏迷期　兴奋期过后，痉挛抽搐逐渐停止，患者逐渐趋于安静，主要临床表现为出现各种迟缓性瘫痪症状，还会出现斜视、眼球运动失调、面部表情木呆、失音、感觉减退，以及腹壁、提睾、膝腱等生理反射消失。然后，迅速进入昏迷状态，死于呼吸衰竭、循环衰竭或全身衰竭。本阶段病程一般不超过24小时。

12 被宠物咬伤后如何处理?

被宠物咬伤该怎么办?

① 冲洗。扒开伤口，立即用有一定压力的清水或20%肥皂水彻底、持续清洗。因为犬牙带钩，咬伤时的伤口必须扒开才能彻底清洗。

② 不断地用酒精或碘伏擦拭，不包扎伤口。

③ 立即送医院，注射狂犬疫苗及破伤风抗毒素。及时预防注射几乎可避免发病，越早越好。

国家卫生管理部门组织制定了《狂犬病暴露后预防处置流程图》（图118）。

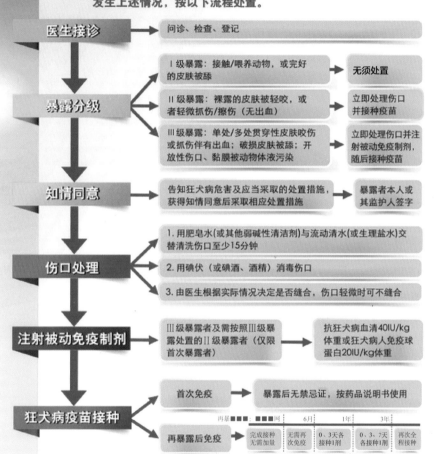

图118　狂犬病暴露后急救流程

13 注射狂犬病疫苗应注意什么?

妊娠期妇女、哺乳期妇女、新生儿、婴儿、儿童、老年人或同时患有其他疾病者,在必要时都可接种狂犬疫苗。

过量饮酒、饮茶或咖啡,食用刺激性食物,剧烈运动或重体力劳动可能会影响疫苗免疫应答,也可能引起疫苗注射反应,注射疫苗期间应尽量避免。同时,疫苗注射期间应尽量避免使用糖皮质激素、免疫抑制剂和抗疟疾药。

马老师急救小歌诀——宠物咬伤急救

宠物接触有距离,避免病毒传染你。
一旦狂犬病发作,生还可能剩无几。
宠物必须打疫苗,预防在先发病低,
被咬彻底来冲洗,尽快医院去就医。

蜂蜇伤

蜂蜇伤有什么危害? 14

蜂种类繁多,常见的有蜜蜂、黄蜂、土蜂等。

蜂毒内含有蚁酸、神经毒素、磷脂酶A、透明质酸等过敏原。蜂尾部有一对毒囊和一根毒刺,毒刺刺入皮肤时即将蜂毒注入伤者体内。若为蜜蜂蜇伤,其毒刺留于刺伤处,黄蜂蜇伤人后其毒刺可收回,继续蜇人。蜂毒进入人体后,可与体内的免疫球蛋白结合,产生一系列反应,从而引起血管扩张、血管通透性增加、血浆外渗、血压下降。

蜂蜇伤临床症状如下。

① 伤口剧痛,有烧灼感、局部红肿(图119)。可出现中心瘀点或水疱,1~2天消失。

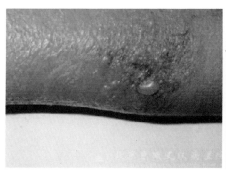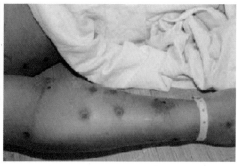

图119 蜂蜇伤后皮肤表现

② 多处被蜇后,可出现发热、头晕、恶心、烦躁不安、痉挛及昏厥。

③ 严重者出现荨麻疹、口唇及眼睑水肿、腹痛、腹泻、呕吐,甚至喉头水肿、气喘、呼吸困难、血压下降、昏迷,数小时至数天死亡。

15 如何预防蜂蜇伤?

① 去有蜂类活动的场所活动时,最好穿"五紧"服。

② 一旦惊动了野蜂群被追叮时,马上用手中的衣服护住头颈部,并趴在地上,减少或杜绝被蜂群蜇伤。

16 蜂蜇伤后如何现场急救?

(1)蜜蜂蜇伤

① 保持安静!

② 用消过毒的针挑出或用银行卡等硬卡顺向刮出蜂刺,或用镊子在蜂刺两侧向下压皮肤,使蜂刺暴露得多些,再用镊子夹住蜂刺轻轻提起,注意不要把毒液挤进体内(图120)。避免用钳子取出,以防因挤压毒囊而有更多毒液进入身体。

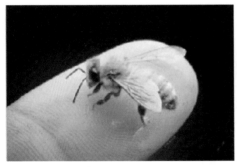
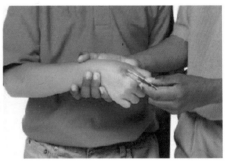

图120 用镊子轻轻夹住蜂刺提出

③ 用肥皂水、10%氨水、3%碳酸氢钠溶液、糖水或盐水清洗伤口。

④ 紫花地丁、半边莲、七叶一枝花、鲜蒲公英捣烂外用。

（2）黄蜂蜇伤　被黄蜂蜇后，黄蜂的毒刺不会留在人体内。因为黄蜂的毒属于生物碱，现场急救可用食醋或马齿苋汁外用；过敏者可口服由医师开的抗过敏药；出现全身中毒者，应立即送往医院。

马老师急救小歌诀——蜂蜇伤急救
野外活动蜂蜇伤，皮肤起疱痛难当。
过敏全身荨麻疹，严重还能把命丧。
蜜蜂毒刺需拔除，黄蜂蜇伤用醋挡。
不同蜂种处理异，尽快医院去疗伤。

硬蜱咬伤

 硬蜱咬伤有什么危害?

　　硬蜱又称草爬子、狗豆子、壁虱、扁虱，是犬的一种重要体外寄生虫。人被硬蜱咬伤后，硬蜱可以传播莱姆病。这是由伯氏疏螺旋体所引起，以硬蜱为主要传播媒介的自然疫源性疾病。我国感染莱姆病的人群中男性略多于女性。

　　蜱虫分布在森林、灌木丛、草原、半荒漠地带，我国有硬蜱虫的地区较广泛，如黑龙江、新疆、吉林、河南、北京等地。蜱的嗅觉敏锐，对动物的汗臭和CO_2很敏感，当与宿主相距15米时，即可感知，由被动等待到立即而上，叮咬人、畜。

　　被硬蜱咬伤后容易引发以下疾病：

　　① 莱姆病。慢性炎症性多系统损害，除慢性游走性红斑和关节炎外，常伴有心脏损害和神经系统受累。螯肢、口下板同时刺入可造成局部充血、水肿，引发继发性感染。某些硬蜱分泌的神经毒素还可引起肌肉麻痹，即蜱瘫痪，严重则发生呼吸衰竭导致死亡。

　　② 森林脑炎。多发生在每年的5 ~ 8月，黑龙江、吉林、四川、河北、新疆、云南等地，人群普遍易感，所有患者均有森林作业接触。森林脑炎又称蜱传脑炎（TBE）、俄国春夏季脑炎、东方蜱传脑炎等。

如何预防硬蜱咬伤？ 18

① 进入有蜱地区要穿"五紧"服，遮盖臂、腿，将裤脚套入袜内，衬衣束在裤内。长袜长靴，戴防护帽。

② 在有蜱的区域活动，外露部位要喷洒、涂抹驱虫剂，以防蜱附着在裤和袖上，隔3～4小时检查全身有无蜱叮咬。

③ 离开时应相互检查，勿将蜱带出疫区。

硬蜱咬伤后如何处理？ 19

① 用镊子贴紧皮肤，夹住蜱，用力平稳轻轻向外拔除。

② 无镊子时，用纸巾包手指或戴手套，不可用裸手直接抓蜱。注意不可挤压或穿破蜱体，因蜱体液可能含有螺旋体。

③ 在发现蜱时，不可使用如凡士林、点着的纸烟、酒精或其他家用药品去除蜱。

④ 去除蜱后，叮咬处应彻底清洗，如仍有蜱的残余未能除去，应立即就医，用抗生素治疗。

农药中毒

 农药如何进入人体?
如何预防农药中毒?

（1）农药进入人体的主要途径　有3条：皮肤、消化道和呼吸道。不同的农药，进入人体的途径可能相同，也可能不同；同一种农药也可以有多种进入人体的途径。

① 皮肤。大部分农药都可以通过完好的皮肤被吸收，而且吸收后在皮肤表面不留任何痕迹，所以皮肤吸收通常是最易被人们忽视的途径。当皮肤有伤口时，其吸收量要明显大于完整皮肤的吸收量。

② 消化道。各种农药都可以通过消化道被吸收，主要的吸收部位是胃和小肠，而且大多吸收得较为完全。经消化道吸收进入体内的农药剂量一般较大，中毒病情也相对严重。

③ 呼吸道。在喷洒和熏蒸农药，或使用一些易挥发的农药时，农药都可以经过呼吸道吸入人体。

（2）预防农药中毒　农药的管理非常重要，必须安全存放、由专人保管。操作地点要远离住宅、禽畜厩舍、食物储存地、菜园、饮用水源。喷洒农药前，要检查器械工具是否有泄漏情况。配制药液或使用农药拌种时，要戴防护手套，避免药液溅到身上或农药气体被人吸入。喷洒时，不要逆风向作业，也不要人向前行左右喷药，更不要多人交叉站位近距离喷药。喷洒完农药的器具要及时清洗、安全保存，避免让儿童拿到，更不能让儿童当作玩具玩耍。在生产和生活中，注意以上几点，就可以有效减少农药中毒的发生。

农药中毒如何处理? 21

① 迅速移离现场。

② 脱去被污染的衣物。

③ 用冷水、肥皂水或2%碳酸氢钠溶液，彻底清洗被污染的皮肤、头发。禁止使用温水冲洗，以免造成皮肤血管扩张，残余毒物继续被吸收。

④ 敌百虫中毒禁止用肥皂清洗，可用清水清洗。因敌百虫在碱性溶液中可变成毒性较强的敌敌畏（DDV），加重中毒程度。

⑤ 对于口服中毒的患者，如果神志清醒，可立即给予催吐（将示指或中指尽可能伸入患者咽喉催吐）。在催吐过程中，急救人员应注意保护好自己，一旦中毒者将呕吐物喷到救助者身上，要立即清洗。

⑥ 学龄前的幼儿不宜进行催吐，立即交给医生处理。对于神志不清的患者，可将其摆放至稳定侧卧位，防止呕吐后发生误吸导致窒息。并注意保暖。

⑦ 只要发现中毒，立即将中毒者送到就近的医院，不要在现场和家中耽搁时间，也尽量不要将中毒者送往离现场很远的医院，以免在途中发生意外。

> ## 马老师急救小歌诀——农药中毒急救
>
> 农药中毒途径多，吸入接触滥操作。
> 更有误服和自杀，造成严重的后果。
> 冷水冲洗是原则，温水吸收残药多。
> 误服催吐保护好，医院救治把命活。

误服安眠药品

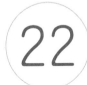 **误服安眠药品如何处理?**

安眠药是中枢神经系统的抑制药,对于入睡难的患者来说,的确可以短时间使人入睡,减少焦虑,提高睡眠质量,避免失眠对人体的严重危害。但是,过量服用亦可导致中毒。安眠药中毒的严重程度与服用安眠药的种类、剂量、是否空腹服用等因素相关。

① 安眠药中毒的临床症状

a.轻度中毒。患者出现头晕、恶心、呕吐、动作不协调、说话含糊不清等症状。

b.严重中毒。患者出现昏睡、抽搐,甚至昏迷、死亡。

② 现场急救原则是早发现、早送院、早解毒。

a.清醒患者。温开水催吐。

b.昏迷患者。禁止催吐,避免窒息。

c.密切观察血压、呼吸、脉搏。

d.呼叫急救车。

e.心搏骤停立即施行心肺复苏。

f.将残留的药物、药瓶及呕吐物一并送往医院,以协助诊断、指导治疗。

6 灾害避险逃生

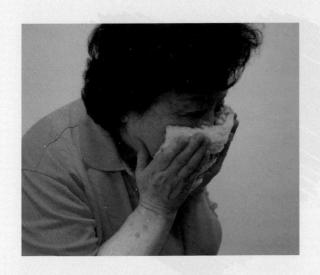

地震

地震是不可抗拒的自然灾害，亦是群灾之首。我国是地震灾害严重的国家之一。人们可能会问，地震专家们是否能提前预测地震，事先给民众逃生的提示呢？答案是否定的！目前为止，世界上还没有哪个国家能准确地预测预报未来48小时或24小时一定会发生地震。那么，当地震突然发生，我们应当怎样紧急避险与逃生？答案是8个字：冷静观察，择路逃生。

01 地震发生前，如何做好避险准备？

地震是在人们没有防备的情况下突然发生的，因此对于人类损害非常大。如果每个人对灾害有所认识，事先准备，就会在灾难来临时临危不乱，使灾情减半。

（1）演练逃生找通道　指的是调整老人和孩子的住房位置。因为他们动作不快，尽量将他们安置在便于逃生的房间。经常练习逃生的路线，以利快速逃生。

（2）准备急救包　建议在急救包中最明显的位置标明急救电话号码、亲人联系电话号码，以便在需要的时候联系或求救。急救包中准备常用的基础用药，比如高血压患者准备降压药，冠心病患者准备些硝酸甘油片、阿司匹林片，糖尿病患者准备降糖药等。急救包中还应备有一些常用药：口服药物有抗生素、止泻药、藿香正气水、抗感冒药等；外伤用药有用于伤口消毒、止血、消炎、夏天防蚊虫叮咬、冬天防冻伤的药物；有条件的，最好备上一些净化水的药片，如高锰酸钾片。高锰酸钾是最常见的化学物品，在灾害发生后，在特殊的生活环境中，它是必不可少。其功用非常多，是美军作战时必须装备的物品。高锰酸钾用途如下：

● 生火。利用高锰酸钾与有机物接触、摩擦、碰撞，产生热放出氧气会引起燃烧的性质，用1份白砂糖和2份高锰酸钾混合后，在干木片中间研磨，如天气干燥，木片很快就能燃烧，用时短、效果好。

● 净化水。高锰酸钾是自来水厂净化水的常规添加剂。在没有自来水的情况下，可在1升野外取水中加3～4粒高锰酸钾，30分钟即可饮用。

● 消炎。高锰酸钾为强氧化剂，有杀灭细菌的作用。其杀菌力极强，临床上常用浓度为（1：2000）~（1：5000）的溶液冲洗皮肤创伤、溃疡、鹅口疮、脓肿，溶液漱口用于去除口臭及口腔消毒。配制要用凉水，配制溶液的浓度要掌握准确，浓度过高会造成局部腐蚀溃烂。

● 洗胃。在误服植物中毒时，用（1：1000）～（1：4000）浓度的高锰酸钾溶液洗胃，减少毒性物质吸收。检验此浓度的简易方法是观察溶液颜色，溶液呈淡紫色或浅红色即为上述浓度，如果溶液呈紫色、深紫色其浓度已达（1：100）~（1：200）。这种极高浓度的高锰酸钾液可引起胃黏膜的溃烂，绝对禁止用其洗胃。误服高浓度的高锰酸钾会造成中毒，要注意安全使用。值得说明的是，高锰酸钾是强腐蚀剂，使用时，不要直接用手接触药片，以免烧伤皮肤。只有配成合理浓度时，才可直接接触皮肤。

（3）准备救生包　救生包内放照明工具手电筒、听广播指导逃生的收音机、绳索等，可以帮助逃生；可在家中准备安全头套；可自备保温毯和毛毯（图121，图122）。

（4）带好重要文件　重要文件即能证明身份的证件和重要财产证明，如身份证、户口簿、房产证、银行卡等。

（5）床前放好衣和鞋　尼龙绸的衣服保暖、防水、轻便，方便携带，应是首选；皮鞋和旅游鞋可以防止脚被扎伤，最好不要准备拖鞋。

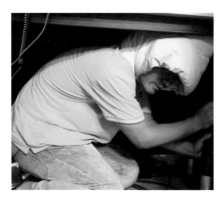

图121 安全头套

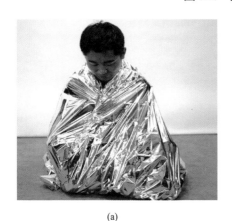

(a)

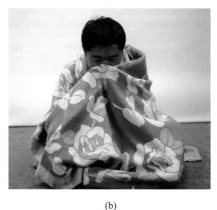

(b)

图122 地震后保护的保温毯和毛毯

（6）准备饮用水、食品和口哨　这几样东西同样重要。尤其是通常被人们遗忘的口哨，在震后求援的时候，口哨可以不费力地传递声音，争取获救。食品主要是方便面、饼干等方便携带而不易变质的。

马老师急救小歌诀——预防地震早准备

地震危害难预料，震前准备最重要。
演练逃生找通道，不忘预备急救包。
急救电话常用药，重要文件要带好。
小小靠垫保护脑，室内室外都用到。
床前放好衣和鞋，饮水食品和口哨。

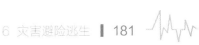

地震发生瞬间怎样逃生？

地震避险逃生

感觉震动需就地避险，大震无法跑，小震不用跑。震动结束后，迅速撤离！须知：感觉到地震震动到第一次较大晃动的时间间隔仅为数秒。

一楼往外跑，三楼以上往顶层跑（不适用于瞬间倒塌的建筑物）。在屋内应躲在桌、椅下，抓住桌、椅腿。以上原则是基于地震中房屋整体不倒塌，危险主要来自悬挂物和摔倒的情况制定的。

"停、跑、停"逃生法。

① 停。地面晃动时，找安全地方躲避。一次地震后有短暂的平静时间，时间越长，地震震源越远，应毫不犹豫选择逃生路线。

② 跑。地面不晃时，往下一个相对安全的地点转移。

③ 停。在下一个晃动来袭前，躲在可藏身的安全处。如此从房内逐渐转移至房外的安全地带。

马老师急救小歌诀——地震发生巧逃生
保持镇静别慌张，坚固小间往里藏。
手抓靠垫保护脑，赶快贴紧承重墙。
拔掉电源关煤气，禁止靠近玻璃窗。
双手抱颈戴口罩，听从指挥离现场。
出逃莫用打火机，瓦斯爆炸把人伤。

什么是地震中的不安全地带？

街道两侧的铺面房往往采用强梁弱柱体系，底层临街一面，开洞很大，背街的那一面墙开洞很小，房子的强度一边强一边弱，"太偏心"。地震时，铺面房往往向街心一侧倾倒，且街道上的广告牌、路灯、电线杆等也会砸下来。因而，狭窄的街道是地震中的不安全地带。地震时躲藏在结实的家具下或侧旁，通常比跑到房外狭窄街道上更安全。

04 地震时在室内怎么办?

发生地震时，如果在室内，要做到以下几点。

（1）寻找三角空间，避险合理　三角空间是比较安全的，也就是我们说的"生命三角"，就是承重墙旁、桌子旁、凳子旁、床旁、汽车旁等地点。如果上面的东西坍塌下来，三角空间会给您留出空间。需要注意的是，过去往往提倡要藏在桌子下边，但是，过去人们住的多是平房，就算屋顶塌下来，基本上不会把桌子砸塌了，所以，藏在桌子下面是完全安全的。可是现在多住的是楼房，天花板非常重，坍塌下来桌子可能无法抵抗，所以并不一定安全。因而，如果在地震时，您要躲下桌子下面，应首先确认桌子足够牢固。

（2）双手抱颈戴口罩　当您被挤到墙角，无法呼吸时，双手抱颈将肘关节放在前面人的肩胛骨处，给自己一个呼吸的空间，避免人挤人导致无法呼吸而窒息的情况。地震时，有大量的灰尘，戴口罩可以避免灰尘堵塞呼吸道。

（3）出逃莫用打火机，瓦斯爆炸把人伤　地震时，往往会有燃气泄漏，此时若用打火机照明显然很危险。

马老师急救小歌诀——地震逃生01
沉着冷静，择地而避；
三角空间，避险合理；
小开间内，渡过难关；
利用机械，化险为夷

地震时，在室外等特殊环境该怎么办？ 05

（1）在户外　要迅速躲避到空旷安全地带，在人少的地方蹲下或趴下，赶快拿起身边的物品保护头部，这是最安全的。即像美国红十字会宣传的那样：伏地、遮挡、手抓牢，以免余震时再次受到伤害。

注意，不要在变压器、电线杆、路灯、广告牌、吊车等危险物旁躲避。因为上述物件一旦倒塌，您很可能被砸伤，甚至丧失生命。更不要选择在危房、立交桥、过街桥、地下通道、尚未完工的建筑物等危险地带避险，以免被砸伤或掩埋。地震会有余震，要随时观察现场环境，时刻准备转移。转移时要避开拥挤的人流，以免发生踩踏等意外。

（2）开车行驶中　立即开离高架桥、高速公路。此时不要踩急刹车，以免车在地震时因路面晃动，冲向对面车道造成交通事故。如果正在停车场，无论是地下停车场，还是高架停车场，千万不要留在车内，以免垮下来的天花板或附近的桥梁压扁汽车，造成伤害。应该躲在车旁，掉落的天花板压在车上，不至于直接撞击人身，可能形成一个"生命空间"，增加存活机会（图123）。

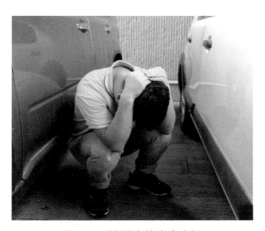

图123　地震中的生命空间

（3）毒气泄漏环境 地震往往会带来一些次生灾害，比如引发火灾、泥石流、毒气泄漏等情况。如果是硫化氢毒气泄漏，吸入每立方米1000毫克数秒，很快出现急性中毒，极重患者会出现"电击样"死亡。所以，要尽快转移到空气新鲜处。因硫化氢质重，低处浓度高，应尽量站立不倒下，以免中毒。

马老师急救小歌诀——地震逃生02

远离招牌电线杆，地下通道高架桥。
迅速驶离高速路，空地安全要记牢。
地铁遇难听指挥，有序撤离别乱跑。
地震未停车未稳，固定身体不挤跳。
海滩海啸水库爆，自救互救争分秒。

---

06 地震后，等待救援的时候该怎么做？

超过7级以上的地震，凡是在室内避险的人，很可能被埋在废墟之下。如遇到这种情况，清醒之后，该做的事就是什么也别做。首先要感觉一下，全身什么地方疼痛，如果脊柱疼痛则不要做躯体的扭动，因为如果脊柱某个部位骨折了，躯干或颈部的扭动，都会造成瘫痪。

当您在黑暗中无法辨别自己身体的方位时，可以攒足唾液让其流出来，用来判断身体方位。唾液流向左耳，就是左侧卧位；流向右耳，则是右侧卧位；如果唾液流不出来，被咽下，说明是仰卧位；如果唾液流出来就不见了，是俯卧位。通过这样的方式寻找逃生的方向。也可以触摸身边的家具，通过判断，找到逃生的方向，如沙发放在离窗户较近的位置，找到沙发，这就可以指导您向窗户的方向逃生。

在等待救援时，还应做到：

① 坚定活下来的信心，冷静地等待救援。人在完全饥饿的条件下可生存7天，要坚定生存信念，等待救援。

② 搜集饮用水及食品。不要大哭大叫，应保存体力。

> **马老师急救小歌诀——地震逃生03**
>
> 废墟黑暗又危险，求生方法有要点。
> 攒足口水辨方向，冷静体验快判断。
> 颈腰疼痛不可转，防止骨折致瘫痪。
> 清理口鼻内灰尘，防止窒息快求援。

地震后，如何自救？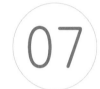

① 等待救援时，有条件的，最好用干净衣物捂住口鼻，防止中毒、窒息。

② 有能力的应迅速包扎好受伤部位，利用各种方法传递信息，争取救援。首先要发出求救信号。一旦无线通信中断或电话报警失败，可以用国际通用的莫尔斯电码发出SOS求救信号，这是国际通用的紧急求救方式。此电码将S表示为"…"，即3个短信号，O表示为"———"，即3个长信号，长信号时间长度约是短信号的3倍。

莫尔斯电码在第二次世界大战时发挥了重要的作用，当时的海军通讯尚不完善，就用船上的灯光表达SOS，成功取得联络。莫尔斯电码的SOS可以用手电筒、矿灯、应急灯、汽车大灯、室内照明灯甚至遮挡煤油灯等方法发送，也可以利用声音，如哨音、汽笛、汽车鸣号甚至敲击等方法发送。每发送一组SOS，停顿片刻再发下一组。或者也可以用点三堆火、镜子或玻璃折射阳光、挥舞旗帜或衣物、敲击管道等手段来传递信息。当发出信号之后，听到一声长哨声的回应就说明有人接到信号了，这时最好尽量休息，闭目养神，以保存体力，等待救援。

08 地震后，救援中应注意什么？

地震中存活者97%是自救的结果，72小时是理论时间并非生死大限。现场救助原则是：先救易、后救难，增加现场救护员；先救近、后救远，争分夺秒多救援。

（1）保护救援人员的安全　设立安全员，安全员在废墟最高处，观察准备好的瓶子，使其瓶口向下，即小头向下，观察瓶子是否晃动。一旦出现晃动，说明余震开始，立即发出撤离信号。待余震过后继续救援。

（2）暂时无法救出来的要做好记号，尽快建立通风孔道，并通过通风孔道给受困者一些食品和水，并要不断安慰，稳定情绪，立即求援。

（3）注意现场突发状况　如发现起火苗头要迅速灭火，防止埋压人员烧伤或烧死。注意带电的电线以免触电。地震可以导致次生灾难，如塌方、煤气泄漏、火灾、触电、水灾、瘟疫等，所以救援中要特别注意防范。

马老师急救小歌诀——地震逃生04

地震危害范围广，检伤迅速离现场。

处理舌头防窒息，人工吹气快通氧。

保护脊柱保护眼，止血包扎要跟上。

长期饥饿禁多食，精神崩溃防自伤。

心脏病、高血压，重点保护少死亡。

火灾

火灾的致死原因是什么？

09

火灾是常见的人为或自然灾害（山林大火）。死亡的主要原因依次是窒息、火烧、跳楼摔死。

浓烟及热辐射是造成死亡的元凶，火灾中被浓烟呛死的人数是烧死者的 4 ～ 5 倍。由于浓烟挡住视线，无法辨认逃离方向，浓烟中一氧化碳和二氧化碳浓度较高。空气中的一氧化碳浓度超过 1.3% 时，会中毒；二氧化碳浓度超过 7%，吸两口即会导致窒息。另外，衣物等燃烧后产生毒气，均会导致人中毒和窒息。热辐射可使人喉头水肿，窒息而死。

火灾的危害

火灾发生时如何逃生？

火灾分为初期、中期、旺盛期（发生火灾）和衰退期四期。我们所说的火灾一般指旺盛期，在旺盛期烟气的水平蔓延速度是 0.5 ～ 3 米/秒：竖直蔓延的速度是 3 ～ 5 米/秒。处在这样的环境中，一个字"跑！"，两个字"快跑！"，三个字"赶快跑！"

美国国家防火委员会实验结果：着火 2 分钟后，延误报警器响了；3 分钟后，室内的温度上升到约 260℃，楼下房间充满毒烟；4 分钟后，楼梯过道已经不能通行。再过一会儿，还留在房子里的人就会被烟熏死或烧死。因而，身处这样的室内，逃生时间只有 2 分钟。

所以，美国对国民的教育是这样的：火永远比想象的大。着火了……当您觉得可以用脚踩灭的时候，请您使用灭火器；当您觉得可以用灭火器灭火的时候，请您赶快跑。

火场逃生要领如下。

火灾逃生要点

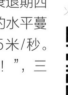

① 身陷火场要牢记，立即报警别迟疑。立即拨打119火警报警台，并且保证一定要拨通。清楚地回答119接线员的问题：什么地方着火了，什么东西着火，火势如何，有无受困人员，您的联系电话号码是多少（请保持电话畅通），在什么地方接车？

② 小火使用灭火器，大火难灭快逃离。火灾初起，可利用灭火器灭火。使用手持式灭火器前要看灭火器的压力指示针在哪区，如果在绿区或者黄区内，说明压力正常，可以使用，如果指示针指向红区，说明压力不足，已失效不能使用。

使用灭火器时要遵循"拔、瞄、压、灭"的顺序，进行灭火。拔，即拔去保险销；瞄，将喷嘴对准火源；压，压下鸭嘴阀；灭，对准火源灭火。

当站在距离火源5米处，感到脸上发热，这就是大火。手持式灭火器不能将大火扑灭，应立即逃离现场。

③ 匍匐蒙鼻来探路，简易防护冲出去。火灾中离地面2厘米的地方会有新鲜空气，所以逃生时要放低身子，减少烟气的吸入。保护措施是戴上防火面罩或者简易的防浓烟护眼面罩。这种护眼面罩（图124）是用防火材料制成，可以看清逃生路线尽快逃生。或者自制湿毛巾（图125）防护，就是将毛巾叠成8层沾湿后拧干（一滴水都没有的），这样的防护可让您安全跑3分钟。如果条件不具备，不要拘泥于形式，立即用衣物捂上口鼻逃生。

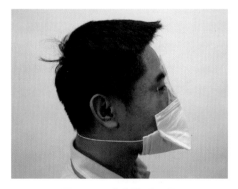

图124 防火护眼面罩

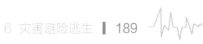

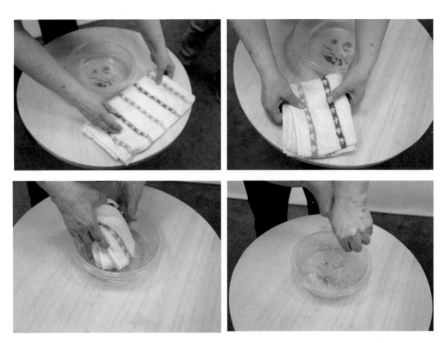

图125 拧干的8层毛巾（毛巾折3次成8层后拧干，捂住口鼻。这样可以过滤有毒气体、减小高温烟气对人体呼吸道的损伤）

④ 烟大火猛难逃逸，自创避所可躲避。

⑤ 救生绳、缓降器，跳楼有术求生机。目前有很多高楼有逃生的缓降器，可以将高楼火灾中的人员安全缓降至楼外。跳楼是非常危险的，非伤即死。如果身处3层以下，不跳楼生命就难保，可以将床垫扔出去，跳在床垫中间。

马老师急救小歌诀——火灾逃生01
身陷火场要牢记，立即报警别迟疑。
小火使用灭火器，火大难灭快逃离。
匍匐蒙鼻来探路，简易防护冲出去。
安全通道是首选，千万不要进电梯。
烟大火猛难逃逸，自创避所可躲避。
一切行动听指挥，不贪钱财入险地。
救生绳、缓降器，跳楼有术求生机。

11 火灾发生时，特殊环境如何逃生？

（1）高楼　高楼的特点是楼层高，人员多，逃生所需时间长。有报道，按每层240人计算30层楼内人员完全疏散需要76分钟。

马老师急救小歌诀——火灾逃生02

高层建筑有几多，人多井多楼梯多。
现代化的设施多，通讯设施空调多。
可燃装修材料多，火灾逃生困难多。
举高喷射车不多，喷射高度要求多。

（2）地下室　地下室的特点是空间封闭（楼道狭窄、黑暗，火灾后果严重！），通风不足（可燃物的燃烧不充分，毒气短时间致死），没有窗户（火灾时烟雾聚集在建筑物中），扑救困难（救援人员难以进入，易窒息、中毒）。

如果您陷入火灾……

马老师急救小歌诀——火灾逃生03

逃生意识最重要，出口位置要记牢。
低姿前进捂口鼻，防止烟雾进气道。
第一时间向外跑，顺序撤离别摔倒。

地下室工作人员……

马老师急救小歌诀——火灾逃生04

火灾初起快灭火，停止送风关空调。
开启排烟之设备，降温能见度提高。
关闭所有防火门，正确疏散和引导。

火灾发生时，人们有哪些心理特征？ 12

常见的心理状态有以下几种。

（1）扎堆　此时无人指挥，大家处在恐惧状态，易受感情支配，导致难以出逃。

（2）汇集　当逃生路线被堵，大家慌乱中到处乱跑，不仅难以逃生，还会造成踩踏的悲剧。

（3）回避危险　不少人发现墙角处、柜橱内的烟雾不如室内中心处浓，其实这些地方反而有大量的二氧化碳，呼吸几次就窒息了。不少人选择盲目跳楼，导致死亡。

（4）趋光性　人们害怕黑暗，愿意向光处逃生，这没有错。但是，一定要看清楚是自然光亮还是火光亮，不要贸然进入危险处。

（5）从众心理　从众心理就是看别人怎么走，自己就怎么走，很可能是不安全的。

（6）就近心理　也未必安全。

如何预防火灾危险的发生？ 13

火灾导致的死亡率很高，预防火灾很重要。外出前须检查电、火、气是否处于关闭状态，关好门窗再外出。平时注意家中电线安全，及时查看老化线路。

建议家庭中准备5宝：家用灭火器；阻燃静力绳（逃生用）；手电筒；灭火瓶；防毒面具。放在家人比较熟悉，且随手可取之处。

在安全无事时，一定要居安思危。到任何地方，要亲自走一趟安全逃生通道，给自己预留一条逃生通路。

踩踏

踩踏是人为的突发事件，也是伤害最大的人为灾难之一。往往是因偶发的事件，人们难以冷静应对，骚乱之中就可能引发踩踏。被踩的人根本无法再站立起来，所以死伤严重。踩踏伤亡的特点是：损伤人数多、伤情重、多发伤多，现场急救处理比较复杂。

14 如何避免踩踏造成的意外？

看到人挤人的场景，请按照"要镇定—别靠近—别绊倒—靠墙壁"的原则来避免发生意外。

人潮拥挤时，鞋子被踩掉是常有的事情。一些人为了穿鞋或系鞋带，身体重心向前，身体位置降低，这正是造成踩踏或伤亡的诱因，应避免。随人流行走时，尽量将身体重心向后，避免倒地。当难以逃离拥挤人群时，要站稳脚跟，保持稳定。身处人群拥挤的场所，要提高警惕，保持头脑冷静，时刻观察周围环境，一旦发生突发事件，能择路逃生。

行进中，如果发现慌乱的人群向自己涌来，应快速躲到一旁，或靠在附近的墙边，等人群过去后再离开。为避免踩踏事件发生，在人群中行走时，尽量双手抱颈，给自己留出呼吸的空间，尤其是被挤到墙角时，更要注意避免窒息。

一旦被人挤倒，要立即蜷缩身体，双手相扣置于颈后，肘关节向胸前，保护颈椎、头部、胸部、腹部。如果身边有人受伤，尽可能的采取积极的急救。

在踩踏发生时，如何减少伤害？ 15

如果踩踏发生了，您恰巧被裹挟在人流之中，怎么做，才能尽量减少伤害呢？见图126。

发生踩踏
怎么办？

马老师急救小歌诀——踩踏逃生01

逃生方法有技巧，身处现场要牢记。
顺行疏散不拥挤，听从指挥别着急。
赶超逆行是禁忌，鱼贯而出有秩序。
弯腰提鞋最危险，重心向前位置低。
保持镇静细观察，择路逃生是上计。

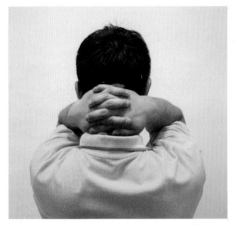

(a)双手十指交叉相扣，放在颈后，防止滑脱

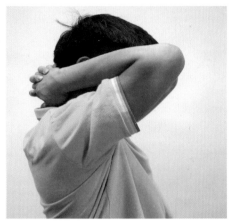

(b)两肘向前，护住双侧太阳穴

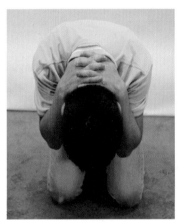

(c)双膝尽量前屈，护住胸腔
和腹腔的重要脏器

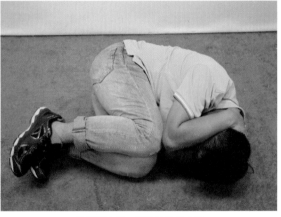

(d)侧躺在地，侧卧位保护内脏

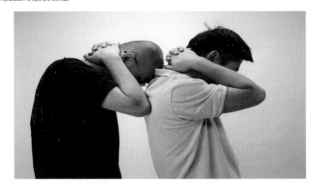

(e)双手抱颈放在颈后，双肘关节向前顶住前面人的肩胛骨，
肱骨的长度恰好给自己留下了呼吸的空间

图126　踩踏发生时自我保护

什么是在踩踏发生时的人体麦克法？

16

　　人体麦克法是踩踏发生时，首先看见的人发出指令，大家跟随，不断地喊"1、2，1、2，后退，后退！"最后喊得人多了，声音就越来越大，警示后面的人不再向前走，使前面倒下的人可能站起来，避免人踩人导致的窒息死亡。

　　在人群聚集的场所，要多一分警惕、多一分冷静，用科学的方法避免踩踏的发生，保护生命安全。

> ### 马老师急救小歌诀——踩踏逃生02
>
> 踩踏事件常发生，被踩人员难活命。
> 逃生方法要记清，人体麦克缓险情。

泥石流

泥石流是暴雨、冰雪融化等水源激发产生的地质灾害，是山区最严重的自然灾害，常发生在峡谷地区和地震、火山多发区，暴雨期有群发性，瞬间爆发无预兆。泥石流易发生于陡峭并便于集水、集物的地形地貌，丰富松散的泥石，短时积聚大量水的山体。

17 泥石流发生时，如何逃生、避险与救援？

（1）逃生　遭遇泥石流，应立即向泥石流流动的两侧方向逃离，向与泥石流成垂直方向的两边山坡高处爬。来不及逃跑时，要就地抱住河岸上的树木。离泥石流发生地段较远处的安全高地及河谷两岸的山坡高处，相对安全，切忌向山沟方向跑。

（2）避险　水源是诱发泥石流的重要因素，雨季来临时，千万不要在山谷和河沟底部露营。露营时，应避开有滚石和大量堆积物的山坡下面。建议宿营选择平整的高地。安全的高地是最好的避灾场所。出门旅游时，最好收听当地的天气预报，以免发生不测。

（3）救援　地震救援经验在泥石流救援中毫无用处，泥石流掩盖之下，几乎无幸存者生还。

洪水

洪水发生时，如何逃生、避险与救援？ 18

（1）逃生

① 身处平房。洪水暴发来不及转移时，如果身处平房，不要忘记及时检查任何可能进水的地方，加固房屋。身处危房时，要迅速到安全坚固的处所避险，防止坍塌砸伤。如向高处转移，应选房顶、坚固的大树。逃生时要避免落入水中，除非水要冲垮建筑物或水面没过屋顶的时候才可撤离，否则等水停止上涨后再逃离。

② 驾车时。身处水中小心驾驶，时刻观察道路情况。如果车在水中出现熄火现象，应立即弃车。不要试图驱动抛锚的车，也不要企图穿越被洪水淹没的公路，这样做容易被上涨的水困住，非常危险。

③ 行人。在遭遇暴雨引发洪水时，不要在马路两侧行走。

（2）逃生建议　洪水发生时，有条件的，可用身边可利用的物品扎制木排等逃生用品，利用通讯设施联系救援；没有条件时，白天可利用眼镜片、镜子在阳光照射下的反光求救，夜晚利用手电筒及火光求救。一旦发现救援人员时，应及时挥动鲜艳的衣物、红领巾等物品发出求救信号，争取早获救。

马老师急救小歌诀——洪水逃生

地形低洼易存水，内藏危险难辨别。

两侧埋有下水道，井盖丢失伤自身。

马路中央积水时，如遇旋涡应绕行。

雷雨

雷电是伴有闪电和雷鸣的一种放电现象，产生雷电的条件是雷雨云积累并形成极性，通常伴随强对流天气。雷电按照大类分主要有云闪和地闪，地闪会造成更多危害。日常生活中，通常看到的闪电是雷雨云打到地面的闪电，不受云体的遮挡；云闪通常发生在云里面，通过肉眼无法看到。

在我国，雷电的高发季节主要是夏季。从南到北，不同地区时间有所不同。南方地区，一般三四月份就会有雷电天气发生，北方地区主要在7月份左右。据《中国灾害性天气气候图集》数据显示，每年6～8月是我国雷电灾害的高发期，在此期间雷电造成伤亡的人数占全年的65%。其中，全年近1/3的雷灾伤亡出现在7月。从时间上看，13～21时是我国雷电灾害发生的集中时段，其中15～17时最突出。因为此时底层大气和地表集取的能量相对较高，高空有冷空气下来时就很容易触发强对流天气。

全球平均每天约发生雷电800万次，每秒大约会发生上百次闪电。据《中国气象灾害年鉴》显示，2003～2013年这10年，每年由雷灾造成的伤亡人数均逾300人，其中有几年达1千人以上。最近10年死亡人数多于受伤人数，雷击死亡率超过50%。

1/4焦耳的电能会对人体产生重度电击；10焦耳的电能只要通过心脏、脑、延髓，就会威胁生命。闪电是静电放电，其电能在0.5秒时间内以100亿伏的静电压放电，峰值电流可达20万毫安，足以击毙在电路中的任何生物。

雷雨发生时，如何逃生、避险与救援？ 19

（1）易被雷击的对象　雨中骑车、雷雨天打手机、雷雨天使用金属杆雨伞、雷雨天下河游泳、雷雨天高处避雨都易被雷击。

（2）如何预防被雷击　如果雷电发生时您在室内，请远离打开的门窗和金属管道，不要使用电器，如使用电脑、游戏机，打电话，打手机，看电视，更不要使用太阳能热水器洗澡。

室外遭遇雷雨，最好不骑自行车，更不要手持金属物或金属杆的雨伞。应尽快转移到房子里或汽车里，关好门窗。无法进入房屋，不要在孤立的大树下避雨。和其他人一起躲避雷雨的时候，彼此之间要保持一人身高的距离，以免连带雷击。

应到比较低的地方，双脚合拢蹲下，尽量降低身体，避免突出而被闪电直接击中。注意不要到有水的地方避雷，以免导电，更不要到地下有金属矿藏的地方避雨，同样会导致雷击触电。

（3）防雷击五要素

① 学知识。学习有关雷电知识，做到心中有数。

② 听预报。出门听天气预报，做好出门防雷准备。

③ 观云团。雷雨来前会有云彩的变化。

④ 断电源。必要时关闭电源，防止导电。

⑤ 及时救。雷击后，伤者身上可能会有烧伤或余火。请立即灭火，包扎伤口。伤员心搏骤停，要争分夺秒、不间断地做心肺复苏。同时呼叫急救中心，由医师尽快介入治疗。

马老师急救小歌诀——雷雨逃生

雷雨危险要预防，躲进房间关门窗。
金属管道须远离，家用电器要关上。
太阳能的热水器，暂不洗澡防雷伤。
野外快进山洞里，汽车里面把身藏。

台风

台风发生时，如何逃生、避险与救援？

风灾也是不可抗拒的灾害。大风可以把很多东西瞬间抛向天空，坠落后可以造成人员伤害。建筑物被摧毁的时候，房屋瓦片、墙坍塌或者窗户坠落下来可能会伤人。电线杆、树木、广告牌被刮倒会把路人砸伤。电线被刮断了，会导致路人触电身亡。大风扬起的沙尘，模糊了人们的视线，造成眼睛发炎、呼吸道感染、交通事故等。

台风来临应做哪些准备？准备好蜡烛、手电筒以备停电使用。检查煤气及电路，留心火源。门窗玻璃用胶带粘好，准备好胶合板、塑料板、毛毯等，以备加固窗户。检查房屋是否牢固安全，若是危旧建筑，应马上离开。缚牢有可能被风吹落的物体，如花盆、护栏、遮雨棚、晾衣竿、室外天线等。准备水、食物及蔬果，并确保冰箱里的食物新鲜。

当遭遇了大风、沙尘暴的时候，要立即进入室内，关闭门窗。儿童、老人尽量待在家里，不要出门。屋内能见度低时，应及时照明，避免碰撞受伤。龙卷风时，迅速撤退到地下室、地窖或到最接近地面的屋内，小房间比大房间安全。然后，面向墙壁抱头蹲下。远离门窗和房屋外围墙壁等可能塌陷的物体。尽可能用厚外衣或毛毯将自己裹起，躲避可能从四面八方飞来的碎片。

必须出门时，系好衣领、袖口，戴上口罩，有条件的可以戴上防护眼镜，没有条件的可用纱巾保护眼睛和呼吸道。注意路上的交通情况，能见度低时最好不骑自行车，如果正在骑车，遇到大风应下车推行。

行人在大风天出行要弯腰行走，远离危房、危堤、护栏、广告牌及高大的树（树冠大的树或枯死的树都容易被风刮倒）。注意躲避高压线、水井，尽量避开各类施工工地、吊车等危险地段。到安全的地方躲避，如最近的公共建筑物内，不要到临时建筑等空旷不安全的场所躲避。如在田野空旷处，可选择沟渠、河床等低洼处卧倒。

后记

现场急救的内容非常多，我们只能介绍其中的一部分。正像老子说的那样："祸兮福之所倚，福兮祸之所伏。"虽然，在本书中列举了不少伤害，但是，只要我们了解或者学会一些急救知识和技能来应对伤害，就可以将伤害尽可能降到最小。

正像东汉末期政论家、史学家荀悦在《申鉴·杂言》讲到的："防为上，救次之，戒为下。"就是说，意外最好不发生，但掌握了急救能力后，就算发生了还可亡羊补牢。千万不要在遭遇伤害的时候，因没学习急救知识而后悔，那可真的是无法挽回了。

最后，我想用一段话作为本书结束语：生命是无价的，面对灾难，有时一则小小的知识，就能创造出生命的奇迹。生命的价值高于一切，让我们共同珍爱生命，用知识守护生命！

希望人人学急救，急救为人人。当别人需要您的时候，请伸出救援之手，给他人一个复生的机会。因为，生命没有中断，必将重现辉煌！

祝您成功，祝您救助的人好运！